花 千 樹

精神科待命 2

30+ 小時

On Call Psychiatrist

小鳥醫生　著

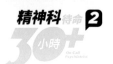

目錄

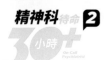

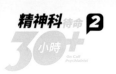

自序

第一集在去年推出後相當受歡迎。

得到的評語反饋，第二多的是書中的故事令人彷彿身臨其境，像玩電子遊戲一樣能夠體驗醫生的 on call 工作生活。

而第一多的評語，卻是來自病人的家屬朋友。透過書中的故事，他們懂得從另一個方向理解醫院的運作，即使病人出現問題也不會再惶恐不安，而是能夠輕鬆地面對緊急狀況。

《精神科待命 30 小時 +》第二集乘勝追擊，繼續分享 on call 改編個案，惟出版的時候小鳥醫生已經離開了公立醫院。書本中的故事永遠不會重演，因為小鳥醫生以後也不再有機會在醫院 on call，故事內容更見珍貴。

秉承著第一集的宗旨，第二集將會為大家帶來十一個全新故事，讓大家手把手跟著小鳥醫生在醫院接待每一個病人，瞭解清楚精神科醫生在醫院的當值生活，從新的角度學會關於精神醫學的知識。

　　跟第一集一樣，《精神科待命 30 小時 +(2)》的每一個故事，內容雖然統統經過大幅改動，但都是改編自真實個案。快快揭開下一頁，進入小鳥醫生的 on call 世界。

小鳥醫生
2023 年 3 月

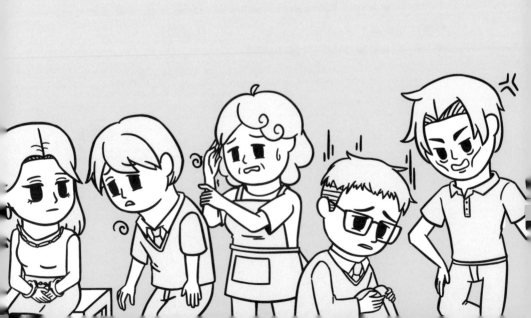

精神科 待命 -30+ 小時

On Call
Psychiatrist

2

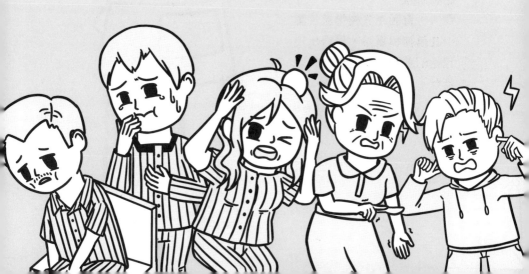

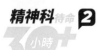

Case 1
因乜事騰騰震

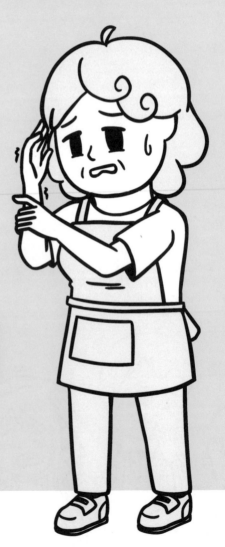

💬

病人資料

年齡：50
職業：家庭主婦
居所：跟丈夫同住

諮詢原因：
病人一直因為分裂情感性障
礙在精神科覆診，最近出現
包括幻聽和幻象的思覺失調
症狀。

（一）
當值不要吃太辣

大概晚上 6 時，小鳥醫生的電話突然響起。

「Helloooo, delivery~」

今天小鳥醫生要當值，但吃厭了飯堂的食物，打算花多點錢叫外賣。外賣速遞員剛剛到達醫院，可能是因為口音問題，電話中除了第一句之外，小鳥醫生都聽得不太明白。只知道現在要立刻下去，免得速遞員浪費時間等候。

小鳥醫生喜歡吃辣，無辣不歡，今天特地點了一整隻口水雞過過癮。從速遞員的手上接過口水雞，雖然隔著包裝盒和膠袋，小鳥醫生還是隱約嗅到熟悉的川辣香氣。

小鳥醫生回到自己的辦公室，靜靜坐了下來，準備享受這人間美味。桌前有一瓶特製辣椒油，小鳥醫生無論吃什麼之前也會淋上一匙，這口水雞當然不例外。

「不妙！」小鳥醫生大呼，「剛剛沒有買水。」無論一個人如何能吃辣，也總會有撐不住的時候。小鳥醫生馬上飛奔到樓下的便利商店買兩支水，然後再回去辦公室慢慢品嚐佳餚。

小鳥醫生吃著吃著，頭頂已滿佈汗珠，辣得不亦樂乎。突然間，腰間發出聲響。

「呦呦呦……」原來是來自急症室的傳呼。

「你好，我是精神科小鳥醫生。」

「你好啊，我們是急症室。我們想作一個諮詢。」

「什麼諮詢？」這其實也是意料中事。小鳥醫生馬上打醒十二分精神，細聽急症室護士關於病人的簡報。

「這個病人 50 歲，是個家庭主婦，跟丈夫一起居住。」

「嗯嗯。」

「病人一直在精神科覆診，診斷好像是……好像是……分裂情感性障礙。」

分裂情感性障礙（schizoaffective disorder）不太常見，難怪急症室護士支支吾吾。分裂情感性障礙患者，復發的時候有可能同時出現思覺失調和情緒病的症狀，比一般的精神分裂更難醫治。

「這次她來急症室，不是因為思覺失調的症狀吧？」小鳥醫生有些擔心。

「這個……這個……」急症室護士好像有點難為情，「病人初初進急症室時，講話不是太清楚，只是說自己好像控制不了自己的行動。但急症室醫生再追問下去，就發現病人好像還有幻聽和幻象等的思覺失調症狀。」

「原來如此。」小鳥醫生一邊咀嚼，一邊跟急症室護士講電話，差點被辣椒油嗆到喉嚨。小鳥醫生連忙咳嗽兩聲回答道：「好的，盡快趕到。」

「病人有思覺失調的症狀，那多數是復發了吧？」小鳥醫生自言自語，「會不會是我的病人？」這個病人的名字和背景好像有點親切，但總是找不到腦海中的記憶。

小鳥醫生放下筷子，跑到附近的電腦前，輸入病人的身份證號碼，看看病人過往的診症紀錄。要知道公立醫院每一個精神科病人的覆診理論上是由固定的醫生負責，只是醫生經常調職，有些病人需要每六個月轉換一次主診醫生。

但小鳥醫生最近幾年也沒有調職，而這個病人上次覆診，也就在一個月之前。根據醫療紀錄，那時候替她覆診的醫生並不是小鳥醫生。小鳥醫生連忙鬆了一口氣，跑回辦公室解決餘下的口水雞。

突然之間，小鳥醫生按著肚子，用九秒九的速度跑到辦公室旁的廁所。幸好小鳥醫生手腳快，才沒有釀成「悲劇」。

「早知不吃那麼辣的。」小鳥醫生坐在馬桶上，雙腳放軟，筋疲力竭，「幸好剛剛病房沒有緊急的事故，不然的話……啊……」

醫學小知識

分裂情感性障礙

分裂情感性障礙（schizoaffective disorder）這名字好像很複雜，這可分為兩個部分理解：第一個部分是「分裂」，代表患者會有精神分裂症狀的意思；第二個部分是「情感」，患者會出現包括抑鬱或者躁狂等的情緒病症狀。

若果如上文提及，患者同時出現思覺失調症狀和情緒病的症狀，就可以歸類為分裂情感性障礙？當然不是。

其他精神疾病的患者也可能同時出現思覺失調和情緒病的症狀，例子包括嚴重的抑鬱、嚴重的躁鬱和邊緣型人格障礙等。除了這些之外，一些精神分裂或者妄想症的患者，也會因為思覺失調症狀的影響，情緒出現問題。

那怎樣才算是分裂情感性障礙？首先，患者的症狀需要符合精神分裂的診斷條件。不是每一個思覺失調患者也都符合，他們除了幻聽、幻覺等陽性症狀（positive symptom）之外，還要同時出現好像失去動力和言辭貧乏等陰性症狀，以及其他精神分裂獨有的症狀，例如施奈德一級症狀（Schneider's first-rank symptom）[1]和認知能力倒退等。

此外，分裂情感性障礙患者的精神分裂症狀未必與他們的自身情緒有關。舉個例子，躁狂的人情緒高漲，而他們即使出現妄想，內容也是比較正面的。例如他們會妄想自己能力高強，妄想人人都愛慕自己。

但分裂情感性障礙的患者，即使他們出現躁狂的症狀，他們妄想的內容卻有所分別。他們可能會妄想世界即將倒塌，或者妄想陌生人會攻擊和迫害他們。

分裂情感性障礙的患者比較難醫治。當然，讀者若果懷疑身邊的人有類似症狀，千萬不要自行診斷，務必盡快找醫生幫助。

---

1. 施奈德一級症狀是德國精神病學家庫特‧施奈德（Kurt Schneider）描述的與精神分裂症特別相關的特定精神病症狀。這些症狀曾經被認為是該疾病的關鍵診斷標準，但現代診斷系統（如 DSM-5 和 ICD-11）不再依賴它們。然而，它們對臨床醫生確定精神分裂症仍然有幫助。施奈德一級症狀包括：

   第三身聽覺幻覺：聽到對自己的行為或思想進行評論的聲音，或與其他聲音進行對話。

   思想插入：相信自己的思想是由外部來源放入腦中。

   思想抽離：相信自己的思想被外部力量從腦中移除。

   思想廣播：相信自己的思想被傳遞給其他人，通常是不自願地並違背自己的意願。

   妄想性感知：當一個人察覺到一個真實的事件或物體，卻賦予了它妄想的意義。

   身體被動：相信自己的身體感覺、衝動或行為受到外部力量的控制或影響。

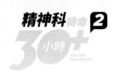

（二）
究竟誰是主診醫生？

上過廁所之後，小鳥醫生走到急症室，找了一個診症室坐下，並叫急症室護士幫忙找病人過來。趁著等候的時間，小鳥醫生用電腦再看一看病人過往的紀錄。

原來病人過往曾被診斷患上其他不同的精神疾病，一開始時是邊緣型人格障礙，之後是躁狂抑鬱症。到了最近幾年，診斷才被更正為分裂情感性障礙。

這對於分裂情感性障礙的患者而言並不罕見，因為診斷分裂情感性障礙非常困難，它也跟很多其他的精神疾病非常相似。有時候，醫生也需要一段長時間的觀察，才可以確定病人是否真的患上分裂情感性障礙。

轉眼間，病人已經到來。作為一個 50 歲的家庭主婦，病人的樣貌也算年輕。事實上，精神分裂症或者分裂情感性障礙的病人，很多看上去也比實際年齡年輕。這是因為他們受到疾病影響，在事業上一般不能夠太過搏殺。長期「養尊處優」，自然容易保持容顏，也不知這是否福氣。

小鳥醫生雖然不是病人的主診醫生，但看著病人的樣子，總覺得非常熟悉，像是在哪裏見過一樣。

「你好，請坐。」小鳥醫生示意病人坐下，「我是今天精神科的當值醫生。」

「你好，醫生。」不知怎的，病人看上去好像有點緊張。

「是急症室醫生叫我過來看看你的。」小鳥醫生一邊跟病人談話，一邊翻著急症室醫生的診症紀錄，「他們跟我說，你最近好像聽多了聲音，對吧？」

「聽多了聲音……你是說幻聽對吧？」

病人的說法才對。小鳥醫生如此發問，實在太過懶惰。如果要知道病人是否有幻聽的情況，應該問病人在沒有人的情況之下，會否聽到聲音。

「對對對，就是幻聽。」小鳥醫生一臉尷尬。

「那就是跟平時一樣啊。」病人模仿起自己的幻聽來，「就是咿～咿～呀～呀～這個樣子。」

「原來如此。」小鳥醫生皺一皺眉。畢竟分裂情感性障礙的患者，就算情況穩定，一般也會出現一些殘留的症狀（residual symptom），而眼前病人的幻聽恐怕也是如此。「那麼幻象呢？平時有沒有看到一些在正常情況下不應該出現的東西？」

「有啊。跟平時一樣，會看見地板浮現出字母。」

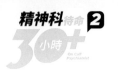

「這樣……這樣。」小鳥醫生心裏疑惑，明明剛才急症室醫生說，病人可能出現復發症狀，為什麼現在只剩下些殘留的症狀呢？於是馬上翻查電腦中的資料，看看會否有其他線索。

「覆診紀錄寫道，你上次因為丟失了精神科藥物，所以早了點來看醫生，對吧？」

「對啊。」

「那你在中間有沒有停過藥？最近又有沒有再把藥物弄丟？」

「當然沒有。你之前覆診時跟我說過，若果沒有足夠的藥物，要盡快安排覆診，不然後果嚴重。不是嗎？」

「我之前跟你說過這些話？」

原來病人上次把藥物弄丟，門診特地為她安排了不依期覆診，早一點補充所需的藥物。可是一時三刻，門診未能安排病人原先的主診醫生替她覆診。

小鳥醫生到達急症室之前，只草草翻閱了病人上一次的診症紀錄，以前的紀錄卻走漏了眼。原來小鳥醫生之前跟這個病人有過幾面之緣，只不過覆診與覆診之間相隔了半年以上，未有留下深刻的印象。

精神醫學實戰

為什麼門診要經常轉換主診醫生？

跟醫管局其他專科門診不同，精神科的門診理論上不會常常轉換醫生。

醫院其他的專科門診不需要有固定醫生為病人覆診，但是精神科門診不同，因為病人跟醫生的關係，某程度上也會影響治療的效果。有的時候，即使是相同的藥物，如果由不同的醫生處方，效果可能完全不同。

那為什麼有時候公立醫院的精神科也會轉換醫生？這是由於公立醫院需要為較年輕的醫生作專科培訓。年輕的醫生需要在不同醫院、不同部門接受訓練，增廣見聞，當然不能固定照顧一批病人。

幸好，醫管局的診症紀錄已經全面電子化，新上任的醫生只需要花多一點時間，便可以透過電子紀錄清楚瞭解病人過往的情況。新的醫生對病人的瞭解不比舊的少，病人可以多給新醫生機會，說不定會有意外驚喜。

另外，有些病人卻因為各種原因，希望轉換主診醫生。但根據醫管局的規矩，這些病人多數不能願望成真。很多時候，就算病人不斷投訴，也未必可以成功轉換。

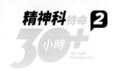

（三）
一支針搞掂晒

小鳥醫生原來一直在看自己的病人，卻懵然不知。

其實，病人是自己的還是其他醫生的也沒有多大分別。只不過有些時候，如果在急症室遇到自己的病人，不免會有點失落。畢竟自己一直替病人覆診，而病人因情緒不穩要到急症室求診，自己也要負上責任。

小鳥醫生認不出自己的病人當然非常尷尬，但也要故作鎮定，繼續替病人診治。

「既然你幻聽和幻象等的症狀也沒有多大變化，為什麼要過來急症室呢？」小鳥醫生正襟危坐，掩飾認不出病人的尷尬。

「我不是跟急症室醫生說過了嗎？就是我控制不了自己的動作哦。」病人伸出雙手來，「你看看，我的雙手不停地顫抖。」

小鳥醫生仔細回想，急症室護士的確曾提及她控制不了自己的動作這一點。只不過這形容太過空泛，加上思覺失調症狀聽上去好像比較嚴重，小鳥醫生也差點忘記了。「這症狀是什麼時候開始出現的呢？」

「這症狀一直存在，但最近好像嚴重了。」病人的手一直在抖，「其實以前也試過這樣，沒有什麼大不了，打支針便可以解決問題。」

病人的症狀其實十分常見，學名叫做錐體外症候群（extrapyramidal symptoms），普遍出現在服用抗思覺失調藥的病人身上。病人一直在服用高劑量的抗思覺失調藥，出現這種症狀實在合情合理。

錐體外症候群患者除了手抖之外，還會有肌肉緊繃的情況，而且容易煩躁不安，不能安靜下來，無法停止活動。要治療這些症狀，醫生一般都會處方口服的「解藥」。但如果情況嚴重，也如病人所說，可以使用針藥醫治。

「打針吃藥沒有問題。」小鳥醫生回答病人，「但吃『解藥』只是治標，未必能夠治本。長遠來說，始終調校好你的抗思覺失調藥才是上策。」

「調校藥物⋯⋯那即是要入院治療嗎？」病人好像忘記了把依舊在空中抖震的雙手收回，「我可不想入院。」

「不用擔心。」小鳥醫生馬上安慰病人，「這只是其中一個選擇。藥物方面不一定要入院調校，這可在門診慢慢進行。」

「這就好了。」病人舒了一口氣，「那快快給我打針吧，醫生。我要趕回家，替我的家人準備晚餐。」

小鳥醫生也舒了一口氣。起初接到這個諮詢時，還以為病人復發，必須入院接受治療。但是兜兜轉轉，原來病人的精神狀態穩定，到急症室求診只是因為抗思覺失調藥的副作用。不用把病人轉送精神病房，省卻了一堆麻煩的功夫，小鳥醫生自然豁然開朗。臨別看見病人放輕鬆的樣子，小鳥醫生離開時的步伐更是逍遙。

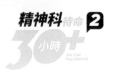

突然之間，小鳥醫生的腳步變得急促和生硬。雙手和下顎不斷發抖，肌肉變得緊繃，狠狠地走進辦公室旁邊的廁所。

早已說過，當值時不要吃太辣。

諮詢回覆

鑒別診斷：

分裂情感性障礙患者，因為藥物的副作用誘發錐體外症候群

治療建議：

1. 請立刻為病人注射 2 毫克 benztropine

2. 請按照指示加大病人「解藥」（trihexyphenidyl）劑量

3. 請把諮詢文件傳真至門診，替病人早一點安排覆診

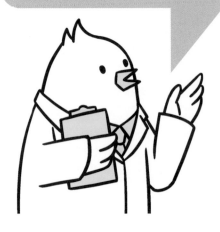

精神醫學實戰

吃藥出現了副作用怎麼辦？

吃精神科的藥物難免會出現副作用，但醫生無法預知病人會否出現副作用，也不會確切預料到出現的是哪一種副作用。

病人若果從未試過服用某一種精神科藥物，而服用後出現嚴重不適，就應該立刻停服，然後盡快諮詢醫生意見。如果醫生最近增加了病人服用藥物的劑量，病人也有可能感到不適。在這個情況下，病人也應該盡快諮詢醫生意見。

病人可以到附近的急症室，也可以致電門診，看看能不能安排早些覆診。如果病人有社康護士跟進，也可聯絡社康護士商討計策。

精神科藥物的副作用可大可小。藥物敏感當然可以致命，患者皮膚可能會出紅疹，呼吸可能會變得困難，眼瞼和嘴唇也會變得紅腫。有些時候，服用高劑量的抗思覺失調藥或者抗抑鬱藥也有可能產生嚴重的副作用，包括血清素症候群和惡性綜合症，這些副作用有可能對生命構成威脅。故此，一旦出現嚴重副作用，必須立刻召喚救護車，盡快安排送院。

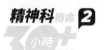

Case 2

靈魂導師

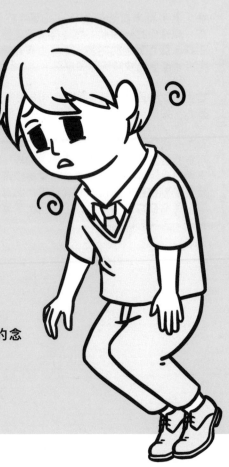

病人資料

年齡：16
職業：學生
居所：跟父母同住

諮詢原因：
自閉症病人，因為有自殺的念
頭被送入院。

（一）
一屍兩命

「咇咇咇⋯⋯」又是另一個來自急症室的諮詢。

「你好，我是小鳥醫生，精神科當值醫生。」

「你好啊，小鳥醫生。」急症室護士回覆，「有個病人要找你去看看呢。」

「嗯嗯。」小鳥醫生好像有點不祥預感，認為這個病人應該要花上相當功夫。

「是的⋯⋯」急症室護士好像感受得到小鳥醫生語氣的平淡，「我們⋯⋯我們這裏有一個 16 歲的男生，跟他的姨媽一起來到急症室。」

「姨媽？為什麼是姨媽？他的父母呢？」小鳥醫生從前也見過一個個案，父母自小離異，母親卻又偏愛弟弟。小朋友無人照顧，即使看病也是由其他親戚陪同。

「這個⋯⋯這個我們也沒有問得那麼清楚。」這問題也考起了急症室護士，「但是⋯⋯但是診症資料好像寫著病人今次是打算跟媽媽一起⋯⋯跟媽媽一起自殺。」

「什麼？跟媽媽一起自殺⋯⋯那麼媽媽呢？」

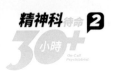

相約自殺的案例雖不常見，但行醫多年總會遇上過一兩個。當事人多是情侶，因陷於俗世之中重重的不如意，決定一起走上不歸路。但要注意的是，若果相約一起自殺，其中一個人自殺失敗，失敗的那個就要負起刑責。

李碧華的著名小說《胭脂扣》也描述了相似的故事。十二少和名妓如花決定一起殉情，如花最後香消玉殞，十二少卻貪生怕死，從此苟且偷生。他雖然沒有被警察逮捕，餘生卻是落魄不堪，受盡命運女神的懲罰。

至於兒子跟媽媽一起自殺，這恐怕並不常見。一般的家庭倫常慘案，多是爸爸經濟出現困難，先處理掉年少無知的子女，然後再跟伴侶一起自殺。

「這個……這個我也不是太清楚。」

這也怪不得急症室的醫護，畢竟他們不是精神科，這也超出了他們的工作範圍。小鳥醫生馬上回答：「不要緊，我轉頭過來看看，你先給我病人的身份證號碼吧。」

還未掛斷電話，小鳥醫生已經走到附近的一台電腦，查看病人的背景資料，看看他的身世有何特別。

「啊！」小鳥醫生叫了一聲，就像阿基米德發現了新的物理定理一樣情不自已，「原來如此。」

　　這個病人雖然一直因為自閉症在公立醫院覆診，他的問題卻不只是自閉那麼簡單。他的父母都健在，不幸的是爸爸患上了末期肺癌，身體每況愈下。媽媽為了照顧爸爸費盡心思，當然沒有什麼時間分給病人，也難怪這次由病人的姨媽陪同病人到訪急症室。

　　小鳥醫生的一個朋友也是類似情況。他的爸爸為人花心，很久以前就有第二頭家。媽媽為了維繫關係，把全副心力投放在爸爸身上，忽略了子女的需要。這位朋友慢慢出現了情緒問題，性格也逐漸變得內向和軟弱。

　　小鳥醫生的不祥預感沒有錯，這個案例相當複雜，但也是相當有趣的一個個案。

精神醫學實戰

家庭背景跟治病有何關係？

有人會問，精神科醫生的工作，不就是診斷精神疾病，然後處方適當藥物便行了嗎？為什麼要如此麻煩，去深究病人的家庭背景和成長經歷？

精神疾病與其他專科的疾病大有不同。有些病人雖然患上同樣的精神病，但他們未必適合同樣的治療方法，甚至乎由不同的醫生去處理這些個案，治療也會有不同的效果。

醫生要醫治的不是精神疾病本身，而是病人背後的「formulation」，即是精神疾病和各種前因後果所構成的一個心理結構。每個人、每種疾病的 formulation 都有所不同，精神科醫生的工作，就像一個工程師，去看清並修復病人靈魂的結構錯誤。

有些人會反駁，過去的已經過去，即使 formulation 如何清晰透徹，醫生也無法改變已經發生了的事情。但事實上，如果能夠令病人更深入瞭解自己，更清楚明白精神病和自己過去的關係，就已經是一種不錯的治療。

（二）
微笑抑鬱

小鳥醫生走到急症室，找到了小男孩和他的姨媽，坐下來好好傾談。

「你好，我是精神科今天的當值醫生。」

「你好。」小男孩垂下頭。

「你最近好像有點不開心，對吧？」小鳥醫生嘗試打開話匣子，「發生了什麼事情呢？」

「嗯。沒有……沒有什麼。」男孩依然低著頭，目光落在地上，沒有跟小鳥醫生作任何眼神交流。

其實不是所有自閉症患者也是如此。自閉症這個譯名不好，總是令人聯想到性格上的缺陷，認為患者自我封閉，不願跟他人交流。

但其實自閉症是一種廣泛性發展障礙（pervasive developmental disorder），患者與人溝通的能力和社交技巧不足，自然影響日常跟他人的交流。事實上，很多自閉症患者也喜歡表達自己，只不過方式跟其他人有點不同。自閉，自閉，這個譯名說中了表象，卻無法令人瞭解這類病人的內心。

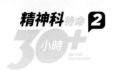

　　姨媽可能知道小男孩比較慢熱，看見這尷尬的情況，馬上替小男孩回答小鳥醫生的問題。

　　原來小男孩早前因為情緒低落決定休學，稍事休息。但最近情緒變壞，腦海裏也經常浮現自殺的念頭。在入院的那一天，小男孩跟媽媽剖白心裏的想法，誰知道媽媽因為長期照顧患病的爸爸，壓力早已爆煲，於是晦氣地回答病人，不如一起自殺。

　　自閉症的孩子有一個特點，就是他們分不清別人的說話究竟是玩笑還是真話。小男孩信以為真，便開始準備身後事。姨媽是小男孩的照顧者之一，他在自殺之前當然知會了姨媽一聲。姨媽見狀立刻過來接走他，把他送到醫院接受治療。

　　「那麼，最近發生了什麼事？」小鳥醫生覺得有點奇怪，明明病人已經停學休息，理應沒有什麼壓力，為什麼情緒還是每況愈下？「是什麼令你不開心？」

　　「其實也沒有什麼大不了。」姨媽又搶著回答，「我想是因為上次覆診，醫生跟他說了一句話。」

　　「什麼話？」小鳥醫生更加奇怪，究竟是什麼話可以令一個病人抑鬱？

　　「說實話也不是那個醫生的責任。」姨媽連忙解釋，「外甥有一個習慣，就是喜愛上網搜尋各式各樣的資訊。最近他發現了一個專有名詞，叫做逃避依戀症。」

「嗯嗯。」小鳥醫生點了點頭。逃避依戀（avoidant attachment）其實是依附關係的其中一種，並不是一種病，而是一種關於人際關係的描述。

「他覺得自己的性格有點符合這種逃避依戀症，於是便跟主診醫生討論，但主診醫生只是叫他不要相信這些網上資訊。」

「網上資訊的確有好有壞。」小鳥醫生點一點頭，「如果沒有適當的專業知識，確實難以分辨當中真偽。」

姨媽繼續說道：「所以他完全放棄了這種嗜好。不單止醫學知識，就連其他類型的資訊也不再沾手。失去了寄託，情緒自然每況愈下。」

「那麼你覺得，」小鳥醫生轉過頭問小男孩，「姨媽形容得對嗎？」

小男孩還是看著地上，神情好像有一點內疚。「嗯。」

自閉症的孩子，思維方式有點不同，他們習慣將所有事物嚴格分類，但分類的方式跟平常人有所不同。醫生叫他們不要胡亂上網搜尋資訊，他們可能會乾脆放棄上網，把上網這個類別的事情一塊打進黑名單。

小鳥醫生看著小男孩，心裏覺得可惜，但又不知道如何處理。要知道尋根究底是一個非常好的習慣，但網上的資訊又的確龍蛇混雜，難以區分當中真偽。

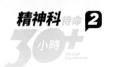

「你有沒有聽過微笑抑鬱？」小鳥醫生突然想到解決辦法。

小男孩點一點頭，應該早就在網上看過，反而他的姨媽一頭霧水。

「微笑抑鬱不是什麼官方疾病，疾病診斷指南之中也沒有其存在。那你知道為什麼有人會這樣寫出來嗎？」

這次輪到小男孩搖頭。

「在網上書寫文章，當然是越吸引越好。光是平鋪直敘地描述已有的精神疾病，可真沉悶不堪。微笑抑鬱雖然不是官方的疾病，但在臨床上也有不少例子。」

小男孩和姨媽一起點頭。

「在網上閱讀這些資訊，本著滿足知識的好奇心便行了。這些資料未必是全部錯誤，當中也有可取之處。但如果過分沉迷，甚至是對號入座，整天擔憂自己是否微笑抑鬱或者逃避依戀，本來好的事也變成壞的了。」

醫學趣談 🗨

什麼是微笑抑鬱？

抑鬱症大家聽得多，患者會情緒低落，失去動力，身體疲倦，睡眠質素和食慾變差，集中能力下降，出現負面思想，甚至乎會有自殺念頭。

但什麼是微笑抑鬱？

有些抑鬱症的患者，他們善於隱藏自己抑鬱症的症狀。雖然情緒低落、身心俱疲，但他們仍然能夠笑面迎人，堅持做好每天的工作。在旁人眼中，他們跟正常人沒有兩樣。

這類型的人即使抑鬱，旁人也不輕易察覺。他們自身雖然感覺痛苦，但因為日常生活還能撐得過去的關係，有時連自己也給欺騙掉。因此，他們未必察覺得到自己的問題，也未必能夠及時就醫。

一般而言，微笑抑鬱容易出現在社會中能力比較高（high functioning）的一群。其實這現象不限於抑鬱，能力比較好的人也較他人善於察覺和隱藏自己的情緒問題。故此，除了微笑抑鬱之外，可能還會有「冷靜躁鬱」和「隱性思覺失調」等現象。

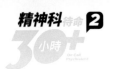

（三）
靈魂奇遇

聽過小鳥醫生的理論後，小男孩和姨媽都若有所思，一言不發。小鳥醫生也無意打破沉默，一邊假裝翻閱病人資料，一邊留意病人和姨媽的表情反應。

病人姨媽率先打破沉默，「那麼醫生，病人現在應該怎麼辦？」

「其實他可能只是欠缺了一些寄託。」小鳥醫生轉過頭，靜靜地看著姨媽和小男孩，「如果他喜歡上網搜尋資訊，這也是一個不錯的嗜好。只是他需要小心過濾這些資訊而已。」

「我現在不喜歡了。」小男孩垂下頭，沒精打采地說道。

「那你喜歡做什麼？」小鳥醫生把頭轉向電腦屏幕，指向病人過往的診症紀錄，「這裏提及你過往喜歡繪畫，對不對？」

「嗯嗯。」

「那為什麼不繼續？醫生從小到大也很羨慕精於繪畫的人。」小鳥醫生說的是事實。小鳥醫生的媽媽是一個時裝及室內設計師，可是這種天分未能遺傳給小鳥醫生，從小到大，美術科也只是僅僅及格。

「不了，」小男孩搖一搖頭，「好像不太好玩，加上現在人人叫我畫，反而越來越反感。」

「那麼你還喜歡些什麼？」

「我們也試過很多次這樣做，醫生。」姨媽開始不耐煩，打斷小鳥醫生跟小男孩的對話，「我們經常循循善誘，甚至主動給他安排活動，可是他每次都是這個樣子。」

「原來如此。」小鳥醫生點著頭，徐徐地道，「找到自己的興趣固然是好，但若然找不到，其實也無須勉強。」

小男孩第一次抬起頭，彷彿偷望了一下小鳥醫生。

「就以我自己為例，如果你現在問我有什麼真正喜歡的嗜好，我也回答不了。」小鳥醫生嘗試站在小男孩的一方，令他明白自己的問題並不罕見，「但這其實沒有什麼大不了的。有時候在街上走走，不需要故意實行些什麼，已經非常快樂。」

小男孩和姨媽呆呆地看著小鳥醫生。

「試試吧。找一天走到街上，感受一下當天的天氣，跟平時有沒有分別；然後呼吸一口新鮮空氣，讓鼻腔感受當天的涼爽；再看看四周的途人，看看他們的衣著，聽聽他們的聲音；路邊的車子經過你的身旁，就想想他們的車牌號碼是不是車主自創的……」

小鳥醫生繼續說下去，小男孩和姨媽恍恍惚惚的，也不知道有沒有把這些話聽進去。

有沒有看過卡通電影《靈魂奇遇記》？主角是一個貌似BB的靈魂，因為一直沒法找到自己的興趣，被困在天界千年而不得投

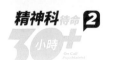

胎。結果,他因為一次偶然的機會,借助另一個肉身在人間一日遊。而點燃起他生命火花的事物,卻是一片在路旁飄過的樹葉。

小鳥醫生跟小男孩和姨媽交代好治療計劃之後,帶著輕鬆的腳步走回自己的辦公室。手上多了兩張紙,是剛才的診症紀錄。每天跟病人的對談和經歷,可能就是點燃起小鳥醫生生命的火花。

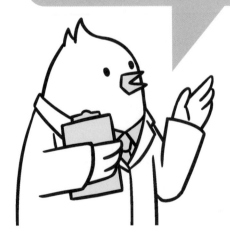

諮詢回覆

鑒別診斷:

病人有自閉症病史,因為適應性障礙入院

治療建議:

1. 從精神科的角度來看,病人可以出院

2. 請把諮詢文件傳真至兒童精神科門診,讓主診醫生決定覆診安排

精神醫學實戰

靜觀療法

《靈魂奇遇記》中,燃點起「靈魂 BB」生命火花的事物,竟然只是一片樹葉。

《靈魂奇遇記》的另一個主角,是一個愛玩音樂的黑人。他窮其一生想要走紅,但在夢想成真後,卻發覺得到的並沒有什麼大不了。

《靈魂奇遇記》教我們活在當下,教我們知道生命的火花並不等於自己的夢想,並不等於自己的成就,而是在於能夠享受生命中的每一分每一秒。即使是一片樹葉從空中飄下來,我們也可以為它的美感而讚歎,為生命的循環而感動。

這讓小鳥醫生想起靜觀治療(mindfulness based therapy)。靜觀治療要人集中,卻不是集中在過去和未來。過去是痛苦的根源,而未來令人焦慮。靜觀治療要我們集中在當下,充分利用我們的五感,去感受一分一秒過去,感受這個世界跟我們身體的交流。

不一定是病人才需要靜觀治療,誰都可以做靜觀去改善自己的心靈健康。靜觀治療不一定要找治療師,網上也有不少有關靜觀治療的教學影片。當然,受過專業培訓的治療師比其他人更能確保療程朝著正確的方向走。

Case 3

別人的決定

病人資料

年齡：63
職業：無業
居所：獨居

諮詢原因：
病人患有精神分裂症，因為骨折送院，需要接受緊急手術。但因為他是精神科病人，所以在做手術之前，想請精神科醫生評估病人的精神狀態是否適合作出同意手術的決定（mentally fit for consent）。

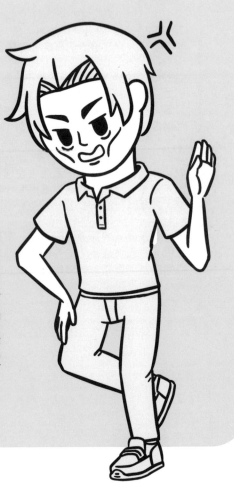

（一）
做手術與精神科何干？

今天又是小鳥醫生當值。趁著空閒沒有工作，小鳥醫生忙著上網搜尋資料。

搜尋什麼資料？說來慚愧，因為小鳥醫生也有童真的一面。話說最近有一個全新的電玩遊戲剛剛上市，極受電玩迷所歡迎。小鳥醫生有一點心癢，打算在購買之前先做一做資料搜集。

這個遊戲的玩法其實相當簡單，玩家飾演一名獵人，協助村民屠殺一隻隻騷擾他們的魔獸和恐龍。

這是否太過暴力？其實不少研究也嘗試探討暴力遊戲會否助長暴力行為，但暫時也未有一個確切的結論。小鳥醫生以多年電玩玩家的身份去看，電玩遊戲未必會影響一個人在現實中的行為。至少小鳥醫生在玩過足球遊戲之後，跟朋友落場踢波的意欲不會增加；打完《街頭霸王》之後，也不會想去附近拳館操練一下。

小鳥醫生想，這可能是因為虛擬的世界跟現實的世界尚有很大的距離。但當虛擬和現實的界線越來越模糊的時候，人類的行為可能真的會被電子遊戲所影響。時至今日，已經有很多人研究運用虛擬實境（VR）治療特定精神病，例如恐懼症和焦慮症等。若果虛擬世界足夠真實，遊戲可能再不是遊戲。

「呦呦呦……」傳呼機的聲響打斷了小鳥醫生的狂想。

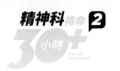

「你好，我是小鳥醫生。」

「你好啊，我們這裏是精神科病房。我們剛剛收到骨科病房的一個緊急諮詢，second call 聽過之後也想你去看看。」

雖然醫院現在只有一個精神科醫生，但原來在「平行時空」裏，還有其他精神科醫生在當值。在醫院當值的小鳥醫生是 first call，在家當值的則是 second call 和 third call。First call 若果有疑問或者其他緊急的事情，大多會立刻透過電話諮詢 second call 的意見，second call 解決不了就會找 third call。精神科有別於醫院的其他部門，醫生一般要升到副顧問醫生的級數才可以成為 second call。

這個緊急諮詢跟平時的有點不同。急症室醫生本來就可以直接諮詢精神科醫生的意見，但若果其他部門的醫生需要作出緊急諮詢，他們必先聯絡精神科當天當值的 second call，然後再由 second call 去決定該部門的諮詢是否迫切。

「好的，沒問題，我立刻過去看看。」小鳥醫生爽快地回應，「但可以給我簡單講解一下那個病人的基本資料嗎？」

「沒問題。這個病人……」病房護士翻閱著從骨科病房傳真過來的諮詢文件，「是一個 63 歲男子，一直因為精神分裂在精神科門診覆診。」

「嗯嗯。」

「他這次應該是因為股骨骨折，被送到骨科病房接受治療。骨科醫生打算為病人進行緊急手術接駁斷骨，但因為病人有精神科病史……」

「想要我們去看看病人是否 fit for consent 嗎？」

「對，對，就是這樣。」

醫生要為病人做手術或者其他風險比較大的療程，一般都要病人簽同意書。但不是每個人也有能力簽署這些同意書，故此，主診醫生懷疑病人精神上沒有能力時，便會要求精神科醫生再作評估。

小鳥醫生多年前也曾經在這間醫院的骨科部門實習，三個月的日子很是快樂，也認識了很多其他護士朋友。在多年後的今天，骨科病房需要幫忙，小鳥醫生自然義不容辭，馬上快步跑去為病人作評估。

精神醫學實戰

如何評估病人是否精神上
沒有能力去簽署治療同意書？

每一個精神病患者都不一樣。有些病人有能力去同意治療，有些則沒有能力去簽署這些同意書。醫生不能只靠病人的診斷（diagnosis）紀錄去判定病人的能力。

首先，醫生需要判斷病人是否清楚自己接受這項療程的原因，以及好處。以上述個案為例，病人股骨骨折，做手術當然可以修補斷裂的骨骼。病人也需要明白，不做手術的話，斷骨很大可能不會自動癒合，以後可能會不良於行。

病人也需要知道即將接受的療程會對自己帶來什麼風險，例如股骨骨折的接駁手術，病人需要瞭解手術需要使用全身麻醉技術和當中的風險，而手術也有可能失敗或者誤傷周邊的組織，例如血管和神經線等。

最後，病人要讓醫生知道，他能夠完全吸收以上的資訊並自行作出理性的決定。但有些時候，即使某種治療顯然利多於弊，但病人拒絕的理由合情合理，亦不是受到精神病病症影響時，醫生就不能判定他們沒有能力去同意或者拒絕治療。

如果病人一開始已經同意治療，那麼他是否精神上有能力去同意，結果其實分別不大，除非手術最後出現什麼大問題。但若果病人反對治療，醫生就要非常小心，因為若果病人精神上有能力去拒絕治療，而醫生又強迫病人作治療的話，後果可大可小。

（二）
太年輕的骨折病人

小鳥醫生走到骨科病房，病房的外觀跟從前一樣，只是氣氛好像有點不同。

小鳥醫生按一按牆邊的按鈕，兩道門自動打開。走進病房之後，發覺門口附近的位置有兩個警察在駐守，這好像不太尋常。

小鳥醫生一個箭步踏進護士站，看看認不認得多年前的舊同事。可惜桃花依舊，人面全非，跑入眼中的全是生面孔。

「你好啊。」小鳥醫生找了一個護士幫忙，「我是精神科今天的當值醫生。你們是否有一個個案要向我們諮詢？」

「對啊。」眼前這位男護士高大威猛，應該剛剛畢業不久，他向門口的方向一指，「不就在那裏嗎？」

靠在門口附近的警察好像感覺到護士指向他們那一方，回頭望了我們一眼。

「那病人現在情況怎麼樣？有沒有什麼特別的事情？」小鳥醫生追問道，「那裏的警察跟這個病人有沒有關係？」

「當然有關係。」護士點了點頭，「這個病人好像因為精神錯亂還是什麼緣故當街打人，被警察目擊後展開了一場追逐……」

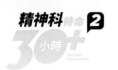
「原來如此，怪不得這裏有警察看守。他的股骨就是在追逐的時候弄斷的嗎？」小鳥醫生總要賣弄一下自己的小聰明。

「對啊，就是這個樣子。」護士再次指向病人的方向，「我們這邊打算替他進行緊急手術，想你們幫忙看看他是否適合簽署同意書。」

股骨骨折可大可小，若不及時處理，不但會影響康復和病人日後的行動能力，還有可能引起多種後遺症，包括失血過多和器官衰竭等。小鳥醫生自然要加快完成評估，配合骨科醫生的治療計劃。

小鳥醫生走到病人的床前，跟旁邊看守的警察打聲招呼。只見病人四肢被固定在病床，手腳並沒有半分掙扎的痕跡，正張開口呼呼入睡。

病人看起來有點奇怪，身材瘦得好像有點不正常。但這可能只是錯覺，畢竟小鳥醫生身材肥胖，無論面對著什麼人也認為對方比自己瘦。

「你好，你好。」小鳥醫生拍一拍病人的膊頭。

病人張開眼睛。「啊。」然後又合上眼睛。

「我是精神科今天的當值醫生。」小鳥醫生繼續嘗試跟病人談話，「你現在有沒有什麼地方不舒服？」

病人的眼睛半開半合，指向他大腿附近的位置，「痛……」

「骨科的醫生打算幫你做手術，你知道嗎？」

「啊。」病人好像在點頭，但小鳥醫生也不是十分肯定病人聽明白了。

病人的意識好像有一點混亂。這未必是精神分裂復發，看起來更像是因為骨折意外促使的譫妄（delirium）。譫妄不像精神分裂，患者多數因為身體突如其來的毛病導致神經錯亂。只要身體的狀態回復正常，譫妄的症狀自然會消失。

小鳥醫生繼續評估病人的精神狀態，「你知不知道這裏是什麼地方？」

「精神科病房。」

「原來如此。現在是哪年哪月？」

病人皺一皺眉，雙眼至今也沒有完全睜開。「1999。月份不清楚。」

即使是精神分裂復發，病人一般也不會不清楚現在是何年何月，以及自己身處什麼地方。

「骨科醫生要幫你做手術，你知不知道是什麼原因？」

病人雖然手腳被綁，但手指和手腕仍然活動自如，他又再指向大腿附近的位置，「痛。」

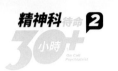

「那知不知道手術有什麼風險？」

「痛。」病人維持著本來的姿勢，重複一直以來的對白。

毫無疑問，這個病人的精神狀態根本沒有足夠的能力去為自己應否做手術作出決定。骨折造成的痛楚或許就是導致他精神狀態混亂的原因。至於他的精神分裂有否復發，就要留待手術之後再作評估。

這個諮詢難度不高，小鳥醫生離開病房打算去撰寫回覆文件的時候，心中冒起了一個問號。

過往在骨科病房實習期間，小鳥醫生也遇過無數股骨骨折的病人，當中大部分是體弱多病的高齡人士，而眼前的病人只有 63 歲，相對來說太過年輕吧？

醫學小知識

股骨骨折的 ABC

股骨不是屁股的骨,而是大腿骨的意思。大腿骨一般非常粗壯,不容易骨折。只是靠近盆骨和臀部的部分相對受力,一般的骨折也是發生在這個地方。

小鳥醫生還是實習醫生的時候,如果在當值期間碰上股骨骨折一定頭痛萬分。這是因為病人大多要接受緊急手術,接駁股骨骨折的位置。實習醫生雖然不需要執行手術,卻需要為手術預備各樣的文件和治療,繁瑣非常。

股骨骨折通常發生在老年人身上,除此之外,長期病患、缺乏運動、煙酒過多、骨質疏鬆、營養不良等也是股骨骨折的風險因素。年輕人也有可能出現股骨骨折,但這通常是發生在交通意外之後。

治療股骨骨折的手術大概分為兩種,一種是股骨修復,醫生會用不同種類的螺絲釘接駁斷骨;但若果傷勢嚴重,可能就需要替換股骨關節。

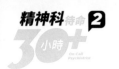

（三）
手術之後還要再見

　　見過病人之後，小鳥醫生在骨科病房找了一個位置，坐下來思考剛才的個案。

　　「這個病人只有 63 歲。」小鳥醫生自言自語，「作為一個股骨骨折患者，這未免太過年輕了。」

　　小鳥醫生回頭再看病人一眼，心裏又在想：這病人實在是太過瘦弱，怪不得會骨折。他是精神分裂患者，身體狀況如此糟糕，跟他的精神狀態有沒有關係？

　　小鳥醫生想著想著，決定打電話給病人的家人問個究竟。

　　「你好，我是小鳥醫生，精神科今天的當值醫生。請問你是否 XX 病人的哥哥？」小鳥醫生從病人的醫療紀錄中，找到了他哥哥的電話號碼。

　　「對，是的。」哥哥的聲線聽起來有點緊張。

　　「我剛剛在骨科病房看過你的弟弟，你知道他最近發生的事嗎？」

　　「知道。當然知道。」

　　「那麼⋯⋯」

「啊，醫生，我知道他會做手術，但他的精神狀態實在不太好。」

「嗯。」小鳥醫生故作鎮定。

「我的弟弟最近一年不肯吃藥，他自己一個人居住，我們監察不了他那麼多。」病人的哥哥一股腦兒說下去，「不知是不是精神病的緣故，他的生活變得一團糟。除了吃藥之外，吃飯、梳洗等也成問題。」

精神分裂患者除了陽性症狀，譬如幻聽、幻覺等，還會有陰性症狀（negative symptom）。陰性症狀會使人失去動力、言語貧乏、忽略個人衛生，甚至乎連每日三餐也懶得去吃。如此看來，病人的精神狀態的確令人憂慮。

病人的哥哥繼續說道：「你看看他的身形，這一年消瘦了許多，我們也真的十分擔心。醫生，他做完手術之後，你會再去看他，對吧？」

「骨科醫生替他做完手術之後，會再諮詢我們。」小鳥醫生用堅定的語氣嘗試為病人的哥哥帶來信心，「屆時我們會再進行評估，若果病人有需要，我們必定會將他送到精神病房作進一步治療。」

照顧者一般分為兩類，第一類照顧者為照顧病人嘔心瀝血，但力不從心；第二類照顧者卻是無從入手，因為患病的病人拒絕協助，這類照顧者都在瞎著急，即使自己如何為病人著想，病人卻從不希望被人照顧。

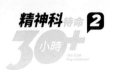

這個病人受到精神分裂的陰性症狀影響，自理能力大幅下降，影響了日常營養的吸收，埋下了骨折的危機。精神分裂的陽性症狀則令病人萌生暴力行為，最後在跟警察追逐時跌倒，導致股骨骨折。

這個個案表面上沒有難度，醫生只是需要評估病人精神上是否有能力去簽署手術的同意書。但若果診症的醫生不夠細心，就未必能夠發現病人潛在的問題。

小鳥醫生趕快完成了諮詢的回覆文件，好讓骨科醫生能夠盡快給病人做手術，然後一步一步離開這個曾經相當熟悉的病房。

小鳥醫生回到自己的辦公室，看見電腦仍然播放著那隻全新電玩遊戲的宣傳片，但小鳥醫生看了一眼便關掉了視窗。為什麼？虛擬世界哪有現實世界般有挑戰性，哪有現實世界般精細，又哪有現實世界般好玩？

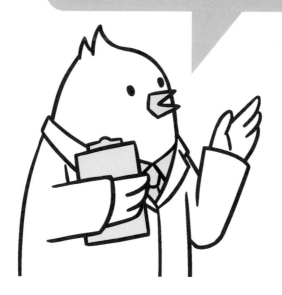

諮詢回覆

鑒別診斷:

病人有精神分裂病史,因為身體狀況出現譫妄症狀,需要排除精神分裂復發的可能性

治療建議:

1. 病人精神上無能力對是否動手術做抉擇,請根據病人身體上的情況為病人作出最佳決定

2. 請轉介營養師給病人

3. 請轉介社工,探討病人在生活上的各項需要

4. 當病人身體狀況好轉,請再次向精神科作出諮詢

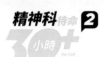

精神醫學實戰

病人若果同時有精神上和生理上的治療需要，入院之後該怎麼辦？

首先這類病人通常會被安排進入非精神科的病房。就像上述的案例一般，病人股骨骨折，當然會先進入骨科病房，讓身體先得到治療。

在病人入住非精神科病房期間，若果主診醫生發覺病人有精神健康的問題，便會向精神科醫生作出諮詢。

但事實上，不少病人會首先進入精神科病房。他們在入院的時候，身體上未必有明顯的問題。但在入院之後，不少問題逐步浮現，以至於精神科醫生不能一一處理。

在這個情況下，跟其他醫生一樣，精神科醫生也會向其他專科醫生作出諮詢。其他專科醫生看過病人之後，會向精神科醫生給予治療的建議。若果情況嚴重，甚至會把個案先轉送他們的病房作跟進。

這個個案中提及的譫妄，大家記得是什麼嗎？

可以重溫《精神科待命 30 小時 +》Case 12 的「醫學小知識」啊！

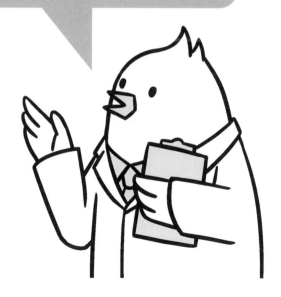

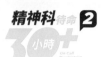

Case 4
4 小時的諮詢

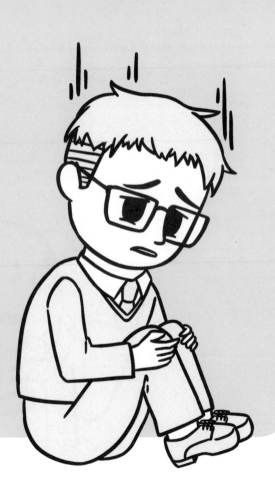

病人資料

年齡：13
職業：學生
居所：跟父母同住

諮詢原因：
抑鬱症病患者，情緒
低落，有自殺念頭而
入院。

（一）
獨特的應診技巧

現在大概是下午 3 時。這天是星期天，小鳥醫生獨自在醫院當值。吃過午飯後，小鳥醫生處理好病房的一些事務，趁著有點空閒的時間，打算到醫院中的一塊空地寫作。

為什麼要到戶外寫作？這其實是小鳥醫生的習慣。小鳥醫生寫作不用紙筆，只需要用手機上的語音識別裝置便可成文。在室外邊走邊作，自然的環境可以使靈感倍增。

小鳥醫生走到空地拿起手機，靈感剛剛湧現，從嘴裏吐出第一個字的時候，腰間的傳呼機卻不合時宜地響起。

「呦呦呦……」

「你好，精神科當值醫生。」小鳥醫生回答來自急症室的傳呼。

「你好啊，精神科。」急症室護士的聲音好像有點睏倦，可能是因為午飯後「飯氣攻心」，「我們這裏有一個 13 歲男孩，跟父母一同前來。」

「不會又是因為自殺的念頭吧。」小鳥醫生剛剛打算寫的個案跟自殺有關，衝口而出說了「又是」，完全忘記了急症室護士根本不知道自己的所思所想。

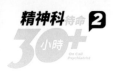

「對啊，『又是』因為自殺的念頭。不過……」急症室護士忽然間頭腦變得清醒，「我們今天好像沒有向你諮詢過其他自殺個案……」

「好像是的，好像是的。」小鳥醫生尷尬的笑道，「那病人的背景是怎麼樣？」

「他好像有抑鬱症的背景。」

「是在公立醫院還是在私家診所覆診？」

這個問題也很重要。如果曾經在公立醫院覆診，病人的背景資料會比較齊全，小鳥醫生作出診斷的時候也會輕鬆得多。

「好像是在公立醫院覆診。但是剛剛媽媽跟我們提及，病人曾經在私家精神科覆診……請等等……」

電話的另一端傳來一片沉寂。

「啊，我們急症室的醫生也有留意到這點，病人應該同時在私家精神科和公立醫院覆診。」

「原來是圍骰通殺，哈哈哈。」這天小鳥醫生好像有一點語無倫次，「沒問題，轉頭過來。」

小鳥醫生快步回到自己的辦公室，嘗試在醫管局的電腦查閱這個病人的背景資料。看著看著，內容也跟剛才護士描述的差不多。

　　原來病人只是近幾個月才到公立醫院覆診，怪不得只有寥寥三四次的覆診紀錄。在每份覆診紀錄上，卻印有同一句備註。看見這句備註，小鳥醫生不禁想起自己的一些「獨特」應診技巧。

　　小鳥醫生認為，每個人也是獨一無二，或者都希望自己是獨一無二的。無奈在公立醫院精神科工作，分配給每個病人的時間遠遠未能令病人感受到這一點。很多時候，醫生只是龐大機器中的一枚小齒輪，而病人也無奈安於成為一式一樣的貨品。

　　有見及此，小鳥醫生會盡量把每個人的一些特點和喜好記錄下來，方便在覆診之時追問。病人會因此認為主診醫生對自己很上心，有助鞏固醫患之間的關係。

　　話說回頭，每份覆診紀錄上的備註究竟是什麼？

醫學趣談 🗩

小鳥醫生平時寫作的靈感從何而來？

其實小鳥醫生不是什麼大作家，自問能夠出版多部作品，全賴自己作為精神科醫生的經歷。

但要寫出一部感動人心的作品，小鳥醫生認為，它的內容一定要真實。真實是什麼意思？就是作者有沒有親身經歷過相類似的情節和場景，當中的感受是否真切。若當中有半分虛偽，讀者一定感受得到。

小鳥醫生有一個好習慣，就是看過每一個令人有感觸的病人之後，都會留下一份紀錄備份。這些病人資料會經過大幅修改，即使當事人看見也認不出故事的主角就是自己。但因為這些情節改編自真人真事，故事依然能夠感動讀者。

(二)
獨特的醫肚技巧

　　診症紀錄上的備註，都是說病人希望與他的家長分開，獨自跟醫生面談。

　　這要求其實十分正常。事實上，兒科精神科醫生在處理每個新病人的時候，也會有差不多的習慣。他們會先見小朋友，然後再單獨見病人的家長。這是因為小朋友有時會有秘密不想讓父母知道，而父母也害怕他們跟醫生的對話會影響跟子女的關係，分開面談會令醫生更清楚瞭解病人的背景和需要。

　　只是在往後的覆診，病人和家長都會開始習慣一起跟醫生面談。在覆診的時候，醫生的問題一般也不會像第一次那般深入。病人和家長即使一同覆診，心裏也不會有什麼不舒服。

　　這個病人每次也要求單獨面見醫生，未必有什麼不妥，可能只代表他總有些心事想跟醫生傾訴。但不論怎樣，在瞭解過病人的基本背景之後，小鳥醫生還是要到急症室跟他見一見面。

　　小鳥醫生在急症室的其中一個房間找到了病人和他的家長。「你好，我是精神科今天的當值醫生。」

　　「你好。」病人和家長都對小鳥醫生點了點頭。

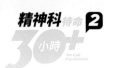

「不如這樣吧，由於我已看過病人的紀錄，」小鳥醫生的腰板挺直了一下，視線投向病人的家長，「我先跟病人面談，然後再跟你們單獨對話，好不好？」

「好的好的。」病人的家長面露滿意之情，病人也點了點頭。

小鳥醫生雖然有一點沾沾自喜，但還是馬上冷靜下來，暫時請男孩的父母離開房間，然後跟男孩單獨對談。

根據急症室醫生的諮詢文件，男孩是因為最近情緒低落和有自殺念頭而入院。小鳥醫生劈頭就問：「咦，你最近是不是有點不開心？」

「其實不是不開心，只是有點煩。」小男孩比想像中更易開口。

「在煩什麼？」

「就是他們經常跟我說話，我也不知怎樣回應好。」

「是什麼人跟你說話？」

「我也不清楚。」小男孩抓一抓頭，「他們經常批評我，最近還叫我去死。」

小鳥醫生眉頭一皺，好像想起了些什麼。「你聽到這些聲音的時候，旁邊有沒有其他人在場？」

「沒有啊，只是我自己一個，白天或晚上都會聽到。」

「那些聲音是從你腦海之中發出的,還是從外面來的,好像現在我跟你說話一樣?」

「就像你現在跟我說話一樣。」

一直跟病人說話的不是旁人,這分明是幻聽的症狀。根據紀錄,病人從來沒有思覺失調的症狀,這應該是第一次。

一個13歲的小男孩突然間聽到幻聽,當然令人十分擔心。病人只是服用抗抑鬱藥,自然醫不好最近出現的幻聽症狀。幻聽會令人心情低落,有些病人甚至會服從幻聽的指令,做出一些傷害自己或他人的行為。

「原來如此。」小鳥醫生擔心的點一點頭,「剛才你跟急症室醫生說有自殺的念頭,是跟那些聲音有關嗎?」

「有時候真的忍不住去服從那些聲音。」說到這裏,男孩也有一點尷尬,「最近有一次在學校聽到聲音叫我去跳樓,我控制不住走了上天台,幸好最後沒有膽量跳下去,也沒有被老師發現。」

「嗯,原來如此。」這聽起來十分危險,但小鳥醫生還是要板起面孔,隱藏自己的情感,「那你這次到急症室,有沒有想過進入精神科病房休息一下?」

「這個……這個我還要想想。」男孩逃避醫生的目光,「我昨天才把這些告訴學校社工,他只是叫我到急症室看看醫生,我也沒想到這麼遠。」

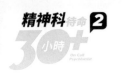

「好的,不要緊。你先在這裏休息休息,再作決定。我跟你的父母親談一談,好嗎?」

這個病人的自殺風險其實相當之高。雖然他從來沒有自殺的病史,但畢竟他首次出現思覺失調的症狀,而這些症狀暫時並沒得到妥善治療。症狀影響著他的意志,甚至使他萌生自殺的念頭及行為。

小鳥醫生步出急症室的房間,讓小男孩獨自留在房間一會,而小鳥醫生則和男孩的父母親在急症室的走廊繼續討論。

對於小男孩最近發生的事情,男孩的父母其實也略知一二,只是不太理解箇中風險。小鳥醫生建議病人入院,接受進一步的觀察和治療。不過病人的父母心大心細,想跟病人再討論一下。

小鳥醫生惟有繼續在走廊等候,讓病人和其父母在房間中繼續討論。時間一分一秒地過,間中聽到一兩句爭吵聲。但正如某歌詞寫道:「無止境的等不禁心動搖……」小鳥醫生的雙腿也開始痿軟起來。

「咕咕咕……」

轉眼間已經是下午 6 時,響起的不是手機,不是傳呼機,而是小鳥醫生的肚子。

小鳥醫生陷入了兩難,一方面要靜候病人和他的父母商討是否入院,一方面卻能醫不自醫,未能及時「搶救」自己的肚子。在這個時候,小鳥醫生人急智生,想到了一個獨特的醫肚技巧。

醫學小知識 🏳

如何分辨幻聽的真假

個案中的小男孩於沒人在場的情況下聽到聲音，符合幻聽最基本的定義。但事實上，要判定一個病人是否有幻聽（auditory hallucination）的症狀，並不是那麼簡單。

有些邊緣型人格障礙的病人也會聽到幻聽，但他們的幻聽是「假」的，並非思覺失調的症狀。因為他們聽到的聲音是由腦內傳出，似是心聲多於幻聽。

幻聽的存在不可被病人控制。有些病人可能會聲稱自己可以控制環境的聲量，那麼醫生幾乎可以斷定他們的幻聽並非真幻聽。

不同的精神疾病會令患者的幻聽內容有所不同。如果患者聽到自己的想法，或者聽到第三者之間的對話，相對於其他的內容較為嚴重，可能代表病人患上精神分裂症。

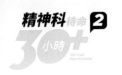

（三）
獨特的溝通技巧

什麼獨特的醫肚技巧？原來小鳥醫生在等候期間，拿出手機，透過手機的應用程式點外賣。

在小鳥醫生剛剛畢業的年代，尚未流行用手機程式點外賣。那時候，我們會收集一疊疊外賣餐紙，肚餓的時候便直接打電話給餐廳下單點菜。

如果此時此刻沒有點外賣的應用程式，小鳥醫生未必敢在急症室的走廊公然打電話叫外賣。始終身為醫生，這種行為可能會影響在公眾眼中的印象。但醫生公然看手機實在沒有什麼大不了，故此小鳥醫生也可以放心點餐。

但這方法其實有一點冒險。當外賣員到達的時候，如果病人和他的父母剛好完成討論，需要跟醫生商討進一步的治療計劃，小鳥醫生便不能夠分身去領取食物。不過根據經驗，外賣多數需要1個小時左右才會到達，小鳥醫生相信他們這一家不用花這麼長的時間去繼續討論。

就在小鳥醫生透過手機應用程式下單的那一刻，病人的媽媽從房間走了出來。

「你好。」小鳥醫生滿面笑容，心想他們應該有結論了，「討論完了嗎？有沒有什麼結果？」

從房間出來的人卻只有媽媽。「對不起，還未完成呢。我們還有些問題想問一問。」

「原來如此。」小鳥醫生的笑容還沒收起，只不過心沉了一沉，「沒有問題，請隨便問。」

「醫生，我想問……」幸好病人媽媽的問題不是太難解答，多數是有關入院的細節，小鳥醫生沒花太多時間就處理好媽媽的提問。在這個時候，病人的爸爸也步出房間。

「醫生，我們有決定了。」爸爸的語氣有一點凝重，「病人願意入院治療。」

「沒問題。」醫生看見爸爸的樣子本來也有一點緊張，現在終於鬆了一口氣，「我剛才替你們查看過，這裏的兒童精神科病房恰好沒有空位。如果要入院，我們在簽妥同意書之後，可以把他送到鄰近醫院的精神科病房。」

「沒有問題，我們決定讓他入院。」男孩爸爸的眼神堅定，「無論到哪間醫院也可以。」

小鳥醫生馬上準備自願入院的同意書，趕快讓男孩的父親簽下。然後準備好回覆諮詢文件，好讓病人可以盡快送院治療。

這個時候，小鳥醫生的電話也響了起來，外賣剛剛送到，小鳥醫生連續 4 小時處理諮詢後，終於可以停一停，享受一下人間美食。

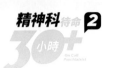

　　小鳥醫生拿著外賣袋，回到自己的辦公室，細心清理好枱面，然後把食物好好放置。在小鳥醫生把餐具的包裝袋撕開的那一刻，腰間的傳呼機又響起了。

　　「精神科小鳥醫生。」

　　「精神科啊。」急症室護士的語氣有一點急躁，「你剛剛簽的入院同意書出了一點錯，病人說他剛剛搬了屋，地址跟同意書上的不同，你快來改正吧。」

　　同意書上的地址一般由電腦根據紀錄自動填寫，要是病人沒有更新電腦系統中的地址，同意書上的也不會自動更新。

　　「這樣……我現在有一點忙。」小鳥醫生的手還拿著剛拆開的餐具袋，「你們的醫生能不能幫忙替我更新同意書的資料？」

　　護士沒有回應，只是把電話遞給旁邊的護士長。「喂！精神科不肯來改哦。」

　　「是不是精神科啊？」護士長接過電話之後馬上炮轟，語氣之中充滿敵意，「這個自願入院同意書一直都是由你們填寫，我們是不會幫忙做改動的。請你盡快下來修改。」

　　小鳥醫生本來心情大好，但接過這個電話後，胃口隨即大減。小鳥醫生所遭受的不禮貌待遇，元兇未必是護士長，而是護士那一句帶點「煽風點火」意味的傳話。

　　小鳥醫生馬上跑到急症室，找到了護士長，在急症室的中央向他大聲卻禮貌地澄清：「其實當時我已經很有禮貌地跟那一位護士同事說我正在忙，並請他幫忙找急症室的其他醫生幫忙更正。」小鳥醫生指著那一位「煽風點火」的護士，「我不知為何他會直接跟你說我不肯下來改。」

　　護士長反應不過來，小鳥醫生繼續說道：「我剛剛有其他事情在處理，所以才會要求你們幫忙。如果我不肯簽的話，一開始我也不會簽。我只是想你們明白這點。」

　　面對工作環境所發生的誤會，不同人也有不同的處理方法。但小鳥醫生認為，最好的做法就是打開天窗說亮話，令對方瞭解自己的處境。這就是小鳥醫生獨特的溝通技巧。

諮詢回覆

鑑別診斷：

病人有抑鬱症病史，最近出現思覺失調的症狀。鑑別診斷可以是精神病性憂鬱症（psychotic depression）、精神分裂（schizophrenia）或者非特指定型思覺失調（psychosis NOS）。

治療建議：

1. 請把病人送到鄰近醫院的兒童精神科病房（已簽下自願入院同意書）

2. 請監察病人是否有自殺行為

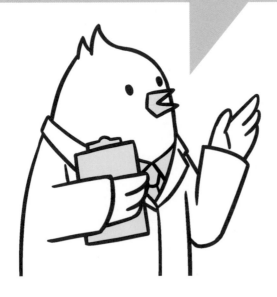

精神醫學實戰

關於入院的諸項事宜，
病人的媽媽究竟問了什麼問題？

病人媽媽：「今天是星期六，週末之後還有公眾假期，這幾天會不會耽誤了病人的病情？」

小鳥醫生：「病人入院之後，當天的當值醫生會替他診治和安排治療計劃。醫生的上司也會在當天或第二天親臨病房，監察或重新制定治療計劃。某些醫院的精神科部門，在長假期間也會要求每天的當值醫生看一看新收入院的病人。除此之外，病房裏的護士和其他專職醫療人員也會定期觀察病人。若果發現他們的身心出現問題，會即時通知當值醫生。」

病人媽媽：「18 歲以下的兒童精神科病人入院，是否確保會入住兒童精神科病房？」

小鳥醫生：「不一定。即使是刊憲病房，兒童精神科病房也有固定的人數限制。若果兒童精神科病房沒有空位，而病人所在的醫院不是刊憲病房的話，病人就會被轉送到鄰近的刊憲精神病院。若果醫院是刊憲病房，病人就可能要被送到成人精神科病房。話雖如此，病房職員也會因應病人的年齡差別，在病床的編配上作出調整，盡量分隔兒童和成年的病人。」

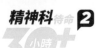

Case 5
反轉急症室

病人資料

年齡：20
職業：無業
居所：弱智人士院舍

諮詢原因：
中度弱智病人，因為行為問題
被送入院。

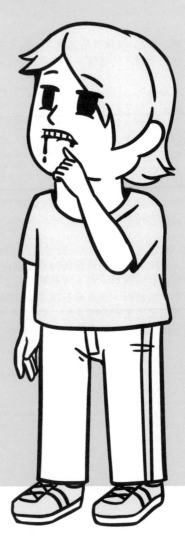

（一）
「你個嘢壞咗！」

在急症室向精神科醫生諮詢的眾多案例當中，行為問題佔了一大部分。

行為問題在智力障礙病人和認知障礙病人當中十分常見，但不代表其他類型的精神病人不會出現行為問題。精神分裂的患者，因為思覺失調症狀的影響，行為可能會出現反常；抑鬱症的病人受症狀影響，內心焦躁不安卻沒有渠道宣洩，最後只能以發脾氣來表達；躁鬱症的病人能量充沛，在精神亢奮的情況下，可能會對他人作出滋擾。

即使是同一個診斷，病人出現行為問題的原因也可以差天共地。但共通點是，每每照顧者把病人送院的時候，照顧者彷彿都已「油盡燈枯」，身心疲累又無計可施。醫生當然不能隨便把病人打發掉，必須認真對待並作出診斷，若有需要便把病人轉送精神病房，作進一步觀察和治療。

那出現行為問題的病人會否「反轉」急症室？答案可能跟大家想像的不一樣。多數有著行為問題的病人，到了急症室之後都會變得乖乖的。只是急症室的醫生和護士查看病人的病史後，不得不打醒十二分精神。病人不會「反轉」急症室，卻可能為急症室的醫護人員增添了忙亂。

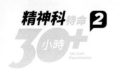

今天又是小鳥醫生當值。不知怎的,小鳥醫生今天跟行為問題的病人很有緣。

「呶呶呶⋯⋯」小鳥醫生腰間的傳呼機又響起。

「你好,我是精神科的小鳥醫生。」

「你好啊,小鳥醫生,又是我們急症室啊。」電話的另一端響起急症室護士熟悉的聲音,「我們要向你們作出一個緊急諮詢。」

「咳。」小鳥醫生喉嚨一緊。

「嗯。我們這裏有一個 20 歲中度智障的病人,他一直在你們精神科門診覆診。」急症室護士繼續說道,「他不久之前好像來過我們急症室,這次也好像是因為行為問題⋯⋯」

「是不是那個叫什麼新仔的?」

新仔是一個居住在智障人士宿舍多年的中度智障病人,因為行為問題在精神科門診覆診,但小鳥醫生一直沒能解決新仔反覆進入精神病院留醫這個問題。新仔每次入院的原因都五花八門,但奇怪的是,新仔每次入院之後,我們都沒能察覺到他的行為問題。可能是我們病房的護士同事高大威猛,相比起智障人士院舍的姑娘,對新仔的阻嚇作用比較大。

「就是他啦。你怎麼猜得中?」

「用心靈感應。」小鳥醫生還是改不了自以為幽默的缺點,「言歸正傳,我是他的主診醫生,馬上就來看看他。」

既然是熟客,當然不用什麼準備功夫。這個病人的治療計劃也沒有什麼懸念:快快把病人送到精神科病房,讓病人和院舍的職員都得到充分的休息。當行為問題好轉之後,新仔自然可以回到熟悉的地方。

當小鳥醫生準備踏出辦公室門口的時候,腰間的傳呼機又再響起。

「呦呦呦⋯⋯」

為什麼傳呼機又再響起?為什麼熒光屏顯示的仍然是急症室?小鳥醫生剛剛不是回覆了急症室的傳呼了嗎?

小鳥醫生拿起傳呼機仔細打量,雙手來回反覆按壓傳呼機上的按鈕,看看能不能找到答案。傳呼機的其他功能好像一切正常,絲毫不像是壞掉的樣子。

不知道大家清不清楚傳呼機有一個功能叫做「追 call」?這是因為傳呼機響起之時,醫生可能未必能夠立刻回覆。但當手頭上的工作完成過後,醫生又可能會忘記了這麼的一回事。所謂的追 call,就是傳呼機會在第一下響起的 10 分鐘後再響一次。

但來自急症室的兩個傳呼相隔僅僅 3 分鐘左右。小鳥醫生左思右想,發覺只有一個可能性———個懶惰的醫生不願意接受的可能性。

病人資料

年齡：65
職業：無業
居所：安老院

諮詢原因：
認知障礙病人，
因為行為問題被
送入院。

「你好。我是精神科的小鳥醫生。」小鳥醫生再一次回覆急症室的傳呼,「是不是還有另一個諮詢?」

「對啊,小鳥醫生。你怎麼什麼都猜得中?」

小鳥醫生的心沉了一沉。

「多一個諮詢,對你來說應該不是什麼問題吧?」急症室護士打趣道,「這個病人也是因為行為問題入院。」

「又是行為問題?有沒有更多背景資料?。」懶惰的小鳥醫生聽到要多看一個諮詢之後,腦袋開始一片空白。

「病人65歲,應該是認知障礙的患者,一直在老人院居住。」急症室護士絲毫沒有察覺到小鳥醫生情感上的變化。

「明白。待我看完第一個病人,再看這個吧。」

一下子來兩個諮詢,代表小鳥醫生今晚的工作將會相當忙碌。小鳥醫生帶著沉重的腳步離開辦公室,臨走之前,卻不忘再次按壓傳呼機上的按鈕,檢查它的功能是否正常。

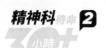

精神醫學實戰

現在的醫生還在用傳呼機嗎？

科技一日千里，時至今日，大概沒有多少人還在用傳呼機了。

那是不是所有醫生都需要使用傳呼機呢？其實不然。香港很多公立醫院早已把傳呼機替換，改為使用智能手機去接收病房的傳呼。

那麼，是不是新的就比較好呢？這兩種工具小鳥醫生也都使用過，感覺著實沒多大分別。而醫院分發的智能手機一般是較舊的型號，倒不如使用自家的。

但不要以為小鳥醫生工作的醫院是一間落後的醫院，雖然我們沒能獲得分發智能手機，但每個醫生都可借用一部水果牌迷你智能平板電腦。使用平板電腦登入醫院的內聯網，醫生可以即時讀取病人的所有資料，這對於診症或者巡房來說非常便利。

（二）
反叛的鼻孔

小鳥醫生走到了急症室，心裏有一絲猶豫。

究竟要先看哪一個病人？第一個病人新仔是自己的熟客，診斷時理應輕鬆點。到底應該先苦後甜，還是先甜後苦？

就在小鳥醫生獨站在急症室中央自言自語的時候，耳邊突然響起一把熟悉的聲音跟自己問好。

「嗨～」

來者正是智力障礙病人新仔。他睡在擔架床上，旁邊的中年女士應該是院舍職員。過往新仔入院數次，小鳥醫生也是他的主診醫生，病人認得醫生也是意料中事。

「你好。」小鳥醫生走過去新仔的病床，「怎麼又到這裏來啊？」

「啊～啊～」新仔的言語表達能力不好，在這個陌生的環境，問題便更加嚴重。但見新仔一副嬉皮笑臉的樣子，相信他剛剛在院舍為職員添了一場大麻煩。

小鳥醫生惟有轉過頭向陪診的職員瞭解詳情。「新仔最近怎麼樣？這次又在挖鼻孔？」

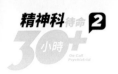

小鳥醫生還深深記得新仔最近的入院經歷。之前新仔因為不斷挖鼻孔而入院，弄得鼻孔不斷出血，需要耳鼻喉科醫生介入。出院之後故態復萌，只不過受害器官由他的鼻孔變成了耳孔而已。

陪診職員指向新仔口罩附近的位置，這次是他的嘴巴。

早就應該估到。早前是鼻孔，上次是耳朵，今次怎麼不是嘴巴？於是小鳥醫生走到病人跟前，輕輕掀開他的口罩，看看他的嘴巴究竟發生了什麼事。

只見病人的下唇佈滿鮮血，中間偏右的位置出現了一道一厘米深的裂痕。新仔把自己咬成這樣，小鳥醫生難掩心中的驚嚇。

「嗯。上次出院之後他便一直在咬。」院舍的職員回答道。

病人為何出現如此自虐的行為？記得當初病人還在挖鼻孔的時候，院舍職員告訴過我們，病人在挖鼻孔之前曾經得了傷風。病人當初挖鼻孔是為了紓緩傷風的症狀，但後來便開始享受這動作對其感官的刺激。即使傷風症狀減退，挖鼻孔的情況依然持續。小鳥醫生心想，病人這次的行為問題，可能跟挖鼻孔有異曲同工之妙。

「最近病人的嘴巴或口腔有沒有出現什麼不適？」小鳥醫生問道。

「他的嘴角好像生了痱滋。」

「那現在好了嗎？為什麼還在咬唇？」

「當然好了。已經快一個月了，不知怎的他還在咬。」

小鳥醫生的估計正確。跟挖鼻孔一樣，病人當初咬唇是因為痱滋的症狀，只是及後慢慢愛上了這種感覺。

但病人的嘴唇的傷口實在裂得太深，即使咬唇「咬上癮」，這種程度的傷勢恐怕只會帶來痛楚多於刺激，箇中可能還有別的原因。

小鳥醫生繼續向院舍職員問道：「他咬唇之前一般在做些什麼？」

「當初也只是習慣，看他不是咬得太傷，我們也沒有特別阻止。」院舍職員回憶起病人最近一個月的情況，「但是後來，每當病人抗拒我們命令的時候，他都會使勁地咬唇。」

「抗拒什麼命令？」

「就是早上起床吃藥、準時洗澡、坐定吃飯等。」

智力障礙的病人各有不同，有些比較聽話，有些卻比較反叛，而反叛的病人會以不同的方式表達自己的不滿。有些會發脾氣，有些會大叫，有些甚至會出現暴力的行為。

新仔當初的咬唇行為可能只是習慣使然。但及後他可能發覺使勁地咬唇會令職員更加留意他，甚至可以令他暫時豁免於一些預先編排好的活動，於是便變本加厲，以致嘴唇的傷口越來越深。

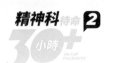

「原來如此。」小鳥醫生點了點頭，心中也暗暗同情院舍的職員，「不要擔心，我們會把他送進外科病房，你們可以先回去休息一下。」

「為什麼不是送進精神科？」

「他的嘴唇裂成這樣，不到外科，誰替他修補傷口？」

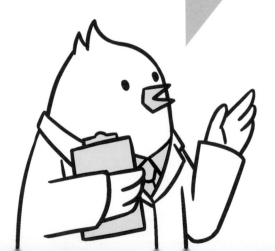

諮詢回覆

鑑別診斷：
中度智力障礙的病人，最近出現行為問題

治療建議：
1. 請把病人送到整形外科病房繼續治療
2. 當病人身體上的毛病痊癒之後，請再次諮詢精神科

精神醫學實戰

長遠而言，新仔的行為問題應該如何處理？

要治療新仔的行為問題，首先我們要確保他的嘴唇完全痊癒，也沒有其他病變。因為一旦嘴巴的傷勢未好，傷口對新仔的刺激還在，這會大大增強新仔繼續咬唇的誘因。

我們也要盡量避免新仔咬唇。記得從前新仔不停挖鼻孔的時候，我們特地替新仔配製手套，好讓他的手指無法伸進鼻孔，但相類似的措施未必適用於戒掉咬唇。

當時正值新型肺炎爆發，新仔即使在院舍也是整天戴上口罩。轉送到精神病房之後，精神科病人在病房大多不戴口罩。這正好給予護士機會，密切監察新仔的行為。每當新仔咬唇，就會適當地施以懲罰。

若果情況許可，護士同事也可跟新仔制定獎勵計劃。如果新仔整天不咬唇，他便可以得到獎勵，譬如去做自己喜歡的事情。這個獎勵計劃必須簡單易行，否則新仔不可能明白。

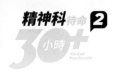

（三）
老婆不要我

　　小鳥醫生看完新仔，剛剛打算步出急症室之際，突然間想起自己還有另一個病人要看。

　　「你好啊，我是精神科。」小鳥醫生把新仔的諮詢回覆交到急症室護士的手裏，然後問道，「是不是還有另一個病人要我去看？」

　　「對啊，就在那裏。」急症室護士指向急症室的另一個角落。

　　那裏沒有病床，只有一張輪椅，輪椅上乖乖地坐著一個伯伯。伯伯身材魁梧，看起來比想像中年輕一點。跟新仔一樣，伯伯的旁邊也站著一個中年女子，如無意外應該是院舍職員。

　　這個伯伯有行為問題？雖然他一直因為認知障礙而在精神科覆診，但從他冷靜有禮的外表來看，一點也不像其他因為思緒混亂而入院的認知障礙病人。

　　小鳥醫生慢慢步向急症室的角落，跟伯伯和院舍的職員問好。「你好，我是精神科今天的當值醫生。」

　　「你好，醫生。」伯伯非常有禮貌，向醫生點了一點頭。

　　小鳥醫生心想，病人不太像有行為問題的人，還是先看看他的背景資料。於是叫伯伯和職員到了附近的診症室，請他們先坐下休息一會。

　　小鳥醫生在診症室的電腦看到了伯伯的背景資料。原來伯伯在最近一年才進老人院，進了老人院之後情緒經常不穩，偶爾還有暴力行為，院舍職員只好向精神科諮詢。伯伯在測試認知障礙的評估中不及格，雖然他具備自理能力，但最終也被診斷為輕度認知障礙。

　　「對不起，要你們久等。」雖然小鳥醫生只看了資料兩三分鐘，但是心裏還是有點不好意思，「怎麼啦，發生什麼事？為什麼突然入院？」

　　「沒什麼啦。」伯伯好像在逃避小鳥醫生的目光。

　　旁邊的職員連忙替伯伯補充：「他今天在院舍打人了，所以送他進來。」

　　「這個我知道。」小鳥醫生剛才也仔細看過急症室醫生的諮詢文件，「為什麼打人呢？有誰對你不好？」

　　出手的未必就是壞的一方，尤其是精神病患者特別容易被人挑釁。醫生不能未審先判，一開始便假定病人的行為問題是出於病人自身。

　　「沒有什麼人對我不好……只是……」病人突然哭了起來，「沒有，沒有人對我不好。」

　　「真的沒有？剛才你對我不是這樣說的哦。」院舍職員的目光轉向病人，「說給醫生聽吧。」

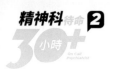

「對啊，有什麼不開心？」小鳥醫生的身軀微微向前傾。

病人依然停不了哭泣，眼泛淚光地看著小鳥醫生。「沒有什麼，我只是想多了，覺得老婆不要我。」

小鳥醫生看見病人這副模樣，立刻體貼地遞上紙巾盒，「怎麼會認為老婆不要你啦？」

「沒有什麼，沒有什麼。」病人從紙巾盒抽出一張紙巾，笨拙地抹掉臉上的淚水，「只是我自己想多了，以為他們把我拋棄在老人院。」

病人不斷飲泣。小鳥醫生叫病人休息一下的同時，也嘗試看看過往的診症紀錄，是不是真的有病人被拋棄這一回事。

原來在最近幾年，病人的疑心越來越重。病人會懷疑自己的太太是否有外遇，也會懷疑其他人是否對自己不好。受這些思想驅使，病人的情緒變得暴躁，有時還控制不了對家人拳打腳踢。家人當然忍受不了，在社工的協助下，暫時安排病人住進安老院。

那為何病人會出現妄想迫害的症狀？事實上，妄想不止出現在思覺失調或精神分裂的病患者身上。認知障礙患者的判斷能力隨著年齡退化，思路不清加上記憶衰退，最後很容易「想多了」，對身邊人產生不合理的懷疑。

小鳥醫生看見病人的情緒慢慢平復，嘗試再跟病人談話，「現在因為新型肺炎的關係，老人院不許任何人探病，對吧？」

「嗯。」病人用紙巾遮蓋了面部，醫生看不到他的表情。

「在院舍看不見家人，這感覺一定相當難受。」小鳥醫生嘗試站在病人的立場安慰病人，「那麼你跟家人有沒有電話聯絡？一個星期多少次？」

「家人都有跟我用電話通話。」病人微微點頭，「一個星期大概三四次左右。」

「那其實也真的不錯哦。我一個星期也沒有打三四次電話給爸爸媽媽。」

「嗯嗯。」病人已經停止哭泣。他的眼神像在告訴小鳥醫生，自己好像想通了些什麼，「所以我只是想多了。」

小鳥醫生其實是在運用認知行為治療的技巧，將現實呈現到病人的眼前，挑戰病人偏離了理性的想法。而病人的認知障礙只是初期，妄想問題還未病入膏肓。在入院之後頭腦冷靜了下來，自然可以想通當初發生的一切。

但畢竟病人在老人院有暴力行為，必須入院再作觀察及治療。病人抹乾眼淚之後，也接受了醫生的意見，同意被轉送精神科病房。

出現行為問題的病人不一定會反轉急症室，醫護人員未必需要過分反應，也不必預先把病人五花大綁。行為問題有很多種，背後的原因也各有不同。病人不是頑皮不是使壞，只是醫護人員必須細心聆聽病人背後的故事。

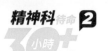

諮詢回覆

鑒別診斷：

認知障礙的病人，最近出現行為問題

治療建議：

1. 請把病人送到本醫院的精神科病房作進一步
    觀察和治療

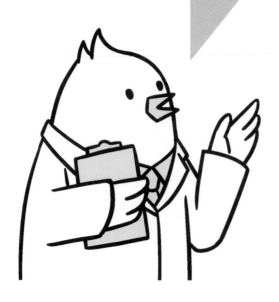

醫學小知識

什麼是認知行為治療？

認知行為治療是心理治療的一種。理論認為，一個人的想法和行為
會影響一個人的情緒。而某些精神病患者，他們的想法或者思維模
式比正常人較易出現盲點和偏差。治療者只要能夠改善這些思考上
的偏差，病人的症狀便可以得到紓緩。

認知行為治療是一個系統性的心理治療過程，短期的認知行為治療
一般需要由固定的治療師替病人作 8 至 12 節的面談，每次面談由治
療者和病人共同制定療程和進程。病人在過程當中需要積極投入，
包括在療程外的空餘時間完成治療師給予的功課。

認知行為治療當中有不少技巧，即使在日常應診時也相當實用。上
述是行為實驗（behavioral experiment）的一個簡化例子。當治
療師發現病人有不合理的想法，可以嘗試透過病人現實中的親身經
歷作出說服。

Case 6
沒有諮詢的一晚

病人資料

三個來自精神科病房的病人，
身體都出現了其他毛病。

一個患有三高，小腿腫脹。
一個患有血管張力失調性昏厥，撞傷了頭部。
一個持續嘔吐，原因不明。

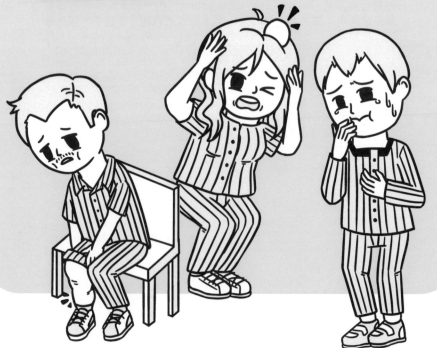

(一)
腳腫與換位思考

這晚沒有來自急症室的諮詢。

這晚小鳥醫生的心情不錯，可能是因為最近靠節食成功減肥，也可能是因為自己所投資的股票大有斬獲。但最重要的原因，相信是因為今晚當值沒有收到任何來自急症室的諮詢。

在美麗醫院當值，處理來自急症室的諮詢佔了工作的一大部分。當值的醫生一晚一般要處理兩至三個諮詢，每個諮詢大概花1至2小時。如果當晚沒有任何諮詢，醫生的工作量便大大減少，只需要偶爾處理病房的一些雞毛蒜皮小事。

這一晚，幸運的小鳥醫生沒有接收到來自急症室的任何諮詢。整晚小鳥醫生也待在自己的辦公室，悠閒地上網看影片，比在家中休息還要寫意。

現在是晚上1點半。急症室醫生承諾過，每晚2點過後便盡量不作任何諮詢。現在時間差不多吧，是時候收拾一切，回候召室休息一下，準備睡覺。

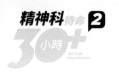

突然之間，刺耳的聲響破壞了這晚幸福的氣氛。

「呲呲呲……」原來是小鳥醫生腰間的傳呼機。這次傳召小鳥醫生的不是急症室，而是精神科病房。

「你好，我是小鳥醫生。」小鳥醫生其實很會演戲，故意把聲調偽裝成剛剛睡醒的樣子，令病房護士覺得不好意思，藉以減少他們深夜傳呼醫生的次數。

但小鳥醫生也是多此一舉，病房的護士一般十分體貼，12 點過後都會盡量避免傳呼醫生，這個時候打來相信也是迫不得已。「你好啊，小鳥醫生。不好意思啊，這麼晚了還傳呼你。」

「沒有問題，請說。」

「這天新收的一個病人，我們剛剛發現他的腳好像有點腫……」

「只是有點腫……」小鳥醫生竭力維持禮貌的聲調，「明天再告訴主診醫生吧。」

「不是的，醫生。他的腳真的很腫，可能過來看看保險一點。」

腳腫的基本診斷方法，醫學生從三年級開始便駕輕就熟。學醫的時候，我們需要將每種症狀背後的可能性倒背如流，然後再從病人的其他症狀和化驗結果之中尋找蛛絲馬跡。

　　足部有創傷或者感染可以引致腳腫。但醫生最擔心的，就是病人會否患有其他比較系統性的疾病令水分累積在腳踝。事實上，心臟病、腎病和肝病也有可能會造成水腫。

　　護士不會隨便在深夜傳呼醫生，聽見護士強調病人的腳真的很腫，小鳥醫生馬上跑到病房去替病人診治。

　　小鳥醫生走到床邊，護士也主動配合掀開病人的被子，給小鳥醫生看清楚病人的腳。

　　「你就是祖達嗎？」醫生要確定一下病人的名字。

　　「嗯。」

　　小鳥醫生指著病人的腳，只看見病人的小腿不合比例的腫大。小鳥醫生的手指輕輕在他膝頭對下的位置一按，鬆手之後手指的印記卻良久不退。「你的腿從何時開始這樣腫？」

　　「我也不記得了，好像一直都是這樣。但……好像這幾個月更腫了。」病人有點無辜的樣子，好像不理解為何病房的醫生和護士在半夜三更要如此大陣仗。

　　小鳥醫生把病人的腿仔細打量，發現他的腿除了腫之外，上面還有一塊一塊未癒合的傷口。「這些傷口一直都在，對吧？」

　　「嗯。」病人好像有點倦意，雖然小鳥醫生也是一樣。

　　小鳥醫生轉過頭問護士：「這個新收的病人，他除了精神科的疾病之外，身體上還有沒有其他毛病？」

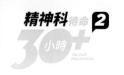

「這個病人好像有高血壓、高血脂,還有糖尿。」

怪不得病人的腳上有如此傷痕。糖尿病長期不受控制,會令身體的微絲血管受到破壞,影響傷口的癒合能力。病人腳上的傷痕良久不癒,可能就是這個原因。

高血壓、高血脂和高血糖,並稱為三高。長遠而言,三高的患者患上心血管疾病的風險會大大增加,而他們的腎功能也會因為微絲血管受到高血糖的破壞轉差。如此,病人的心和腎排不出多餘的水分,積聚在腳上變成了腳腫。

這個案其實不難應付,腿上的傷口可以找傷口專科護士處理。醫生未必要馬上處理病人腳腫的消退問題,但替病人檢測肝腎和心臟功能卻是必需的程序。只要為病人抽血就可以輕鬆檢測肝腎功能,至於病人的心臟功能,則需要向心臟科專科醫生諮詢。

這次終於輪到小鳥醫生向其他部門作出諮詢。怎麼諮詢?立刻致電當值的內科醫生?當然不是。正所謂己所不欲,勿施於人,病人的情況不太危急,而病人的肝腎功能至少要一天之後才有結果,現在請當值醫生到來,根本不會對病人有任何即時幫助。

小鳥醫生懂得換位思考,這對精神科醫生來說尤其重要,因為要站在別人的位置去看待事情才會有同理心;有同理心,醫患關係才會變得更好。對醫院其他部門的同事也要有同理心,這樣才可以廣交朋友,結緣天下。

小鳥醫生做了一件好事,以為好人有好報,這晚可以好好睡覺。但剛剛踏出病房,腰間的傳呼機又再響起。

治療計劃：

1. 轉介傷口專科護士護理病人腳部的損傷

2. 明天替病人抽血，檢驗病人的肝腎功能和心肌酵素

3. 明天替病人做心電圖

4. 轉介心臟科醫生（非緊急）

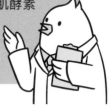

醫學趣談 🗨

究竟精神科醫生懂不懂看精神病以外的疾病？

當然懂。

有很多人混淆了精神科醫生跟心理學家。心理學家的大學本科一般讀心理學系，但也有讀其他科目的例子。要成為一個臨床心理學家，有志者需要修讀本港的臨床心理學碩士課程，或者其他相等或更高的認可資歷。

但要成為一個精神科專科醫生，必先完成五年（現在是六年）內外全科醫學士本科課程。經過一年實習成為醫生後，還要完成六年的精神科專科訓練，才可以正式取得專科資格。

五年的內外全科醫學士訓練，再加上一年實習，已經足夠應付普通科醫生的日常工作。所以一般的病痛，精神科醫生還是可以處理的。

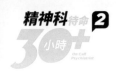

（二）
求你替他治療吧！

這晚依舊是沒有來自急症室的諮詢。

「呦呦呦……」

「怎麼這次輪到女病房？」小鳥醫生自言自語。

在小鳥醫生工作的醫院，精神科部門也有劃分不同病房，分別是兒童精神科病房、成年男病人病房、成年女病人病房和老人精神科病房。不同病房位於不同層數，一個病房的病人，理論上不可能走到另一個病房去。

小鳥醫生剛剛從男病房離開，便收到來自女病房的傳呼。這晚雖然沒有來自急症室的諮詢，卻同樣精彩刺激。女病房位於男病房的下一層，小鳥醫生乾脆不作回覆，直接跑樓梯走進女病房去。

「你好啊，大家。」小鳥醫生衝進護士站，晚間當值的兩三個護士一同轉頭看著小鳥醫生。

「你來得正好啦，小鳥醫生。」其中一個年資較深的護士終於反應過來，「我們這裏有一個病人剛剛跌倒，把頭撞傷了。」

「什麼?」小鳥醫生呆了一呆,霎時間也反應不來。

把頭撞傷可大可小。對病人來說固然有相當風險,但是對醫生和護士來說,這也是一件相當嚴重的事。

在精神病房出的任何意外,理論上都要呈上通報系統。通報系統非常瑣碎麻煩,而每一個曾經呈上通報系統的案例,往後也需要在我們精神科部門的大會中重新討論,隨時有可能被秋後算賬。

對一個準備要去睡覺的醫生來說,這更是惡夢之中的惡夢。替病人作基本的檢查其實沒有什麼大不了,但是為了病人的安全,醫生一般都需要趕緊為病人安排電腦掃描,看看他的腦袋有沒有其他病變。安排電腦掃描需時,可能要花兩三小時才會有掃描結果。這樣看來,小鳥醫生可能要凌晨三四時才能安然入睡。

「病人在哪裏?我現在立刻去看看她。」小鳥醫生回過神來,立刻擺正專業形象,一本正經地叫護士幫忙,引領小鳥醫生去做評估。

只見病人好像剛剛入睡,小鳥醫生拍一拍病人的膊頭,嘗試喚醒她。

「你好啊,醫生。」病人睡眼惺忪。

小鳥醫生繼續問道:「剛才發生了什麼事?護士跟我說你好像不小心跌倒了。」

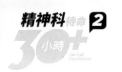

「對呀。剛才起床去廁所,剛站起來的時候暈了一暈,」病人打了個呵欠,「恢復意識之後,就發現自己躺在地上了。」

「從前有沒有試過這樣?」

「也有試過,多數是坐低起身見頭暈。」

「就是本來坐下的時候沒有頭暈,起來的時候才突然昏厥,對吧?」

病人這種情況,一般被稱為血管張力失調性昏厥(vasovagal syncope)。患者的迷走神經比其他人相對敏感,一旦轉換姿勢,病人的腦部有可能突然因為供血不足而暈倒。這不是嚴重的疾病,一般不需要醫治。但跟眼前這位病人一樣,患者要小心昏厥之後受傷。

小鳥醫生趕快替病人作其他檢查,看看病人的腦部有沒有受到創傷。這套檢查小鳥醫生不是太常用,但是在醫學院的時候演練過千百次,多年後依舊寶刀未老。病人沒有什麼其他問題,而小鳥醫生也連忙走回病房寫牌板,記錄評估的結果,以及寫下治療計劃。

以為這就是全部?當然不是。

還記得剛才提及,病人要去做電腦掃描嗎?

電腦掃描不像其他抽血和心電圖之類的檢查。其他檢查可以透過電腦預約,但緊急的電腦掃描(立刻去做,不是過幾個月才去做),卻需要由醫生親自到放射治療部跟放射科醫生預約。

　　對其他專科而言這一般不是大問題，因為其他專科有實習醫生，預約事宜可以由實習醫生代勞。但精神科一般沒有實習醫生，這種事當然要親自負責。

　　從實習醫生時開始，跟放射科醫生預約電腦掃描或者磁力共振，就已經是一項苦差。這是因為公立醫院人手短缺，資源不足，放射科部門也是如此。那麼，放射科醫生惟有比平常更嚴格地篩選。如果病人的情況並不緊急，放射科醫生就只好拒絕，把個案轉為次緊急或者非緊急。

　　現在是凌晨 2 點半，小鳥醫生身旁當然沒有實習醫生。寫完牌板後，便懷著沉重的心情，重拾當年還是實習醫生的步伐，一步一步走向放射治療部。

　　打開放射治療部的房門，映入眼簾的不是醫生，而是一個放射治療師。

　　「是不是預約 CT 呀。CT brain（腦部電腦掃描）？」放射治療師沒有轉過頭來，自顧自地忙著自己的工作，「在那本簿登記過後便可以了。」

　　「什麼？不用跟放射科醫生談判的嗎？」小鳥醫生有一點愕然，不禁自言自語起來。

　　「CT brain 當然不用跟放射科醫生討論啦，houseman（實習醫生）。」放射治療師好像聽到小鳥醫生的話，「快快登記然後離去吧。」

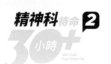

可能是小鳥醫生太久沒有預約緊急的電腦掃描，已不懂「行情」，根據一般醫院的規矩，腦部電腦掃描不用談判。這可能是因為腦部若果出現病變，情況可能比身體其他部位的緊急。

小鳥醫生畢業已久，可能是因為前額的頭髮還未開始脫落，戴上口罩之後看上去尚算年輕，被人誤認為實習醫生，心裏雖然尷尬，但還是有點沾沾自喜。

小鳥醫生一步一步離開放射治療部，身心雖然疲倦，但心想電腦掃描橫豎要等至少1小時才有結果，現在睡覺早晚也會被人吵醒，倒不如回辦公室靜靜坐著休息。

但是上天連這休息的機會也不給小鳥醫生。

治療計劃：

1. 每4小時替病人做一次腦神經科評估
   (neuro-observation)

2. 明早替病人抽血，檢查血紅素、肝腎功能和空腹血糖指數等

3. 心電圖

4. 轉介物理治療，做跌倒風險評估
   (fall risk assessment)

5. 緊急腦部電腦掃描

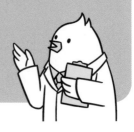

醫學趣談 🚩

血管張力失調性昏厥

不少人曾經試過突然暈倒，在醫院檢查之後卻發現一切正常。這些情況背後的原因，一般都是血管張力失調性昏厥（vasovagal syncope）所致。

血管張力失調性昏厥不是什麼嚴重疾病，一般出現在年輕人當中，因為他們的迷走神經比較敏感。若果他們的迷走神經受到刺激，譬如咳嗽、排尿、情緒激動等，迷走神經便會令他們血壓下降、心跳加速，甚至突然暈倒。

血管張力失調性昏厥一般是短暫現象，病人昏倒後只需躺下來休息一會，就可以繼續本來的工作。但若果發病次數頻密，就必須徵詢醫生意見，排除其他可能導致昏厥的疾病。

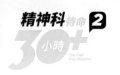

（三）
愛在回憶中醫治你

已經是凌晨 2 點半，當然沒有諮詢。

***

小鳥醫生剛打開辦公室的門，腰間的傳呼機又再度響起。

「呦呦呦……」

雖然小鳥醫生早已打定輸數，這晚的睡眠質素不會好到哪裏，加上剛剛預約了緊急腦部電腦掃描，如無意外應該要留守一兩小時才會有結果。但聽見傳呼機響亮的叫聲，小鳥醫生的心裏也不由自主地說了一句髒話。

「你好，小鳥醫生。」

剛剛處理完女病房的事務，現在又輪到男病房傳呼。「你好啊，真不好意思，又要麻煩你。」

「不用不好意思……」小鳥醫生打了個呵欠，「我還未睡覺。」

「這就好了。我們這裏有一個病人，入夜後便開始不斷嘔吐⋯⋯」

「嘔吐？嘔了些什麼？」小鳥醫生不知是晚上吃得太少，還是這晚的工作太過勞碌，聽到護士的描述，竟然也有一點作嘔。「有沒有血？是什麼顏色？」

護士馬上回答道：「嘔吐物也沒有什麼特別，都是剛被消化掉的食物和液體，沒有血也沒有其他特別的顏色⋯⋯」

這聽起來不太嚴重。讀者可能有所不知，嘔吐物也有不同的種類。嘔吐物帶血或者呈現深啡色，代表食道或者胃部出現潰瘍或損傷。如果嘔吐物黃黃綠綠，就代表消化道可能嚴重阻塞，令病人把黃膽水都給吐出來。

正當小鳥醫生鬆了一口氣之際，護士繼續描述病人病情，「但是病人大概嘔了半小時，情況也未見好轉，至今恐怕也嘔了 500 多毫升的嘔吐物。」

「什麼？」小鳥醫生開始有一點擔憂，「我馬上上來看看。」

小鳥醫生身在二樓的辦公室，平時習慣跑樓梯上 7 樓的病房，一來可以減肥，二來也可以強健體魄。只是現在已經接近夜半 3 點鐘，小鳥醫生已經再沒有力氣這樣做，只好乘坐升降機趕上病房。

「病人在哪裏？」小鳥醫生推開病房的門，找到了剛才傳呼小鳥醫生的護士，「他現在還在嘔吐嗎？」

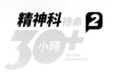

「好像⋯⋯好像還一直在嘔。我帶你去看看吧。」病房護士的神色也有點不知所措,一邊帶小鳥醫生走到病床附近,一邊跟小鳥醫生簡單彙報病人的病歷和病史。

原來這個病人是一個智力障礙病人,同時間患上思覺失調,這次進來是因為思覺失調復發。可能是因為他的智力問題,進院之後一直沒有多說話,也沒有告訴護士自己身體有何不適。

小鳥醫生走到床邊,只看到病人像蝦米一般蜷曲著身子,眼睛定定看著跟前,床上滿佈嘔吐物。而護士也故意將旁邊的病人搬開,以免影響他們的睡眠。

「你好,現在覺得怎麼樣?」小鳥醫生問道。

「啊⋯⋯」病人嘗試發出聲音,回應小鳥醫生的問題。

「是何時開始覺得不舒服?」

病人依舊發出同樣的聲音。「啊⋯⋯」

「他平時也是這樣的嗎?」小鳥醫生轉過頭向護士問道,「他還有什麼其他的身體疾病?」

「他進來之後也沒有怎樣說話。關於病歷方面,請你等等。」護士連忙跑到護士站,拿起病人的病歷再跑回床邊,「他過去好像也試過這樣嘔吐,但是⋯⋯但是檢查過後也找不到什麼問題。」

其實精神科病人嘔吐不太罕見。嘔吐是精神科藥物的常見副作用，而精神病房的環境也會增加病人感染腸病毒的風險。一般而言，遇見在精神科病房嘔吐的病人，醫生也只會安排初步的檢查，再讓病房護士繼續觀察病人的情況。若果病人情況轉壞，醫生才會採取進一步的行動。

只是眼前的病人好像嘔得太凶，醫生和護士都十分緊張。加上現在半夜三更，若他繼續嘔下去，身體可能會出現其他狀況。小鳥醫生要找方法幫助病人。

就在這一刻，不知是否太睏倦的關係，小鳥醫生眼前突然閃起一些畫面。

什麼畫面？

那時候小鳥醫生剛剛畢業，在正式成為實習醫生之前，有兩個星期的時間要到醫院跟現任的實習醫生好好學習。那個時候，有一個師兄曾經跟我們分享他的一些經歷。

這個師兄喜愛喝酒，經常冒險在當值的時候外出跟人「劈酒」。有一次他喝酒之後，被電召回醫院參與剖腹產子的手術。

「那次不知是喝多了，還是的士司機的駕駛技術太差勁，」師兄眉飛色舞地分享，「明明已經注射了止嘔針 maxolon（甲氧氯普胺），幫忙做手術時還是不斷作嘔，差點嘔在病人的肚子裏……」

小鳥醫生和其他候任實習醫生眼瞪瞪地看著這位師兄。

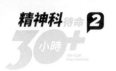
　　「就在中段休息的時候，我趁其他人看不見，多打了另外一支止嘔針 ondansetron（昂丹司瓊），竟然馬上見效。所以你們遇到嘔吐的病人，也可以試試這種藥物。」

　　這個故事有兩個教訓。第一，從此以後，小鳥醫生沒有試過當值時外出，也沒有試過當值時喝酒精飲料；第二，就是每遇到有嘔吐症狀的病人，小鳥醫生也會想起師兄使用的這一種藥物 ondansetron。

治療計劃：

1. 除了藥物之外禁止飲食

2. 每 2 小時監察病人的血壓和脈搏

3. 靜脈輸液（1:1 的葡萄糖水和生理鹽水）

4. 抽取血液作化驗，包括紅血球、白血球、肝腎功能、澱粉酶和其他電解質等

5. 腹部 X 光

6. 立刻注射 ondansetron 8 毫克

　　「再多問一個問題，那天晚上你何時才能睡覺？」

　　3 時多吧，只不過大概 6 時又被人吵醒了。

　　「為什麼？」

　　再看下一個故事吧。

醫學趣談 🏳

實習醫生的種種

「真的可以在當值的時候出去飲酒的嗎？」

小鳥醫生未試過，也一直懷疑這件事情的真確性。小鳥醫生還是實習醫生的時候，當值時連吃晚飯的時間也沒有，隨身總會帶著朱古力棒，外出飲酒簡直是匪夷所思。

「真的可以邊做手術邊替自己注射藥物的嗎？」

小鳥醫生也很懷疑。病房和手術室雖然有類似的藥物，但把藥抽進針筒再替自己注射，同時間要避開所有人的目光，這點好像很有難度。

「那麼你實習的時候，做過最壞的事情是什麼？」

放工之後跟同事一起去主題公園算不算壞？睡午覺算不算壞？下班之後喝一小杯威士忌算不算壞？見工的時候頂撞未來老闆算不算壞？

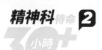

Case 7
精神病的全新定義

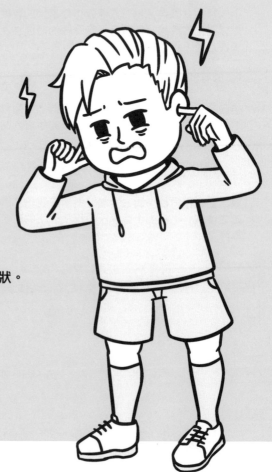

病人資料

年齡：19
職業：學生
居所：跟家人同住

諮詢原因：
懷疑出現思覺失調症狀。

（一）
紅色警戒

經過一晚的折騰，小鳥醫生終於可以回到候召室休息。

小鳥醫生睡覺的時候已經 3 時多了。這一晚，小鳥醫生特地放多了一個枕頭，讓自己高床軟枕，好好休息一下。

「昨天是星期六。」小鳥醫生放鬆地躺在床上自言自語，「那麼早上起床的時候便是星期天，我可以在這裏一直呼呼大睡。」

原來醫生的當值時間由每天早上 8 時 45 分開始，持續整整 24 小時。小鳥醫生這晚雖然睡得比較遲，但如果早上沒有其他諮詢的話，小鳥醫生應該可以香甜地好好睡一覺。

不用多久，疲倦的小鳥醫生已經安然地進入夢鄉。

「Zzz……Zzz……」

時間過了 1 小時。小鳥醫生在夢中駕駛林寶堅尼，差點撞上了前面的巴士。

「Zzz……Zzz……」

時間又過了 1 小時。小鳥醫生依然是一名賽車手，但旁邊好像多了一個女伴。小鳥醫生心裏奇怪，因為女伴的容貌不太像小鳥醫生的女朋友。

「呲呲呲……」

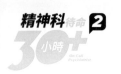

時間再過了1小時。小鳥醫生還在做夢,響起的卻是車上的傳呼機。

「呶呶呶⋯⋯」傳呼機繼續響起,小鳥醫生終於醒覺,原來自己在夢境之中。於是緩緩地睜開雙眼,一手把床邊的傳呼機抓來。

原來是來自急症室的諮詢。

「你好,我是精神科當值醫生小鳥醫生。」小鳥醫生打了一個呵欠。

急症室護士在電話的另一端說道:「你好啊,小鳥醫生。我們這裏有一個諮詢。」

「這麼早?現在才早上6時。」小鳥醫生又打了一個呵欠。

「其實病人昨晚已經來到急症室。」急症室護士知道小鳥醫生被吵醒,連忙解釋,「只不過病人現正居住在隔離營,我們要等待病毒檢測結果完成,才可向你們作出諮詢。」

新型冠狀病毒爆發以來,一直影響著我們的日常生活和工作。急症室作為醫院的守門神,所受的風險遠比其他專科大,實在應記一功。

普通市民可能有所不知,新冠疫情肆虐期間,政府實施隔離政策,如果被隔離的市民有醫療需要,可以來到急症室要求檢查和治療。只不過他們屬於高風險一族,面對這類病人,急症室醫護必須打醒十二分精神,竭力減低傳染風險。

「原來如此。辛苦你們了。」小鳥醫生由衷地感謝急症室醫護，「那麼這位病人發生什麼事？為什麼貿貿然要來急症室？」

「這位病人今年 19 歲，是一名外籍人士。他沒有看過精神科，但最近好像聽到了聲音。」

「原來如此。」小鳥醫生打斷了急症室護士的話，「我馬上過來。」

聽到聲音不就是幻聽？幻聽是思覺失調的症狀，當然需要及早診治和處理。既然病人的新型冠狀病毒測試呈陰性，小鳥醫生也應該及早替病人診治，好讓他能夠盡快回到隔離營。

小鳥醫生三扒兩撥的梳洗完畢，整理好衣服，穿上醫生袍，急步從醫生候召室走到急症室，處理那個來自隔離營的年輕人。在這段不長不短的路程途中，小鳥醫生卻暗暗奇怪，病人為什麼要進隔離營？是因為家中有人染疫，還是剛剛外遊回港？

醫學趣談 ▶

當值後的 post call

醫生當值時叫做 on call，當值後的一天叫做 post call。

若果 post call 是在星期一至五，醫生一般都會獲得半日的休息（post-call off）。不過在一些比較繁忙的部門，這半日的休息卻是奢侈。小鳥醫生從前還是實習醫生的時候，也經歷過沒有 post-call off 的日子。

但若果 post call 是在星期六或者星期日，醫生在這些日子本來就不用上班，自然不會有額外的 post-call off。故此，星期五或者星期六當值的日子，一般比其他日子不受歡迎。

不過，post call 是在星期六或者星期日也有好處——在辛勤工作之後，醫生可以躺在休息室中呼呼大睡到中午。

（二）
新型幻聽

　　小鳥醫生到了急症室。知道即將診治的病人來自隔離營，小鳥醫生雖然天不怕地不怕，但是面對這個新型病毒，還是有點畏懼。

　　小鳥醫生拿著病人的牌板，小聲地跟旁邊的一個急症室護士請教，「請問這個病人現在在哪裏？」

　　「就在那邊的一間獨立房間。」這個急症室護士看上去有點資歷，一眼便看得出小鳥醫生的恐懼，「放心吧，雖然他來自隔離營，但他的化驗結果呈陰性，應該沒多大問題。」

　　「好的好的。」小鳥醫生被看穿，心中尷尬不已，只好急步走到病人身處的獨立房間。

　　還記得新型冠狀病毒初爆發之際，所有醫生都嚴陣以待。精神科的醫生當值時，若果收到來自急症室的諮詢，都會穿上全套保護衣物，以免在處理諮詢的時候受到感染。

　　但隨著對疫情的瞭解加深，也可能是因為抗疫疲勞，小鳥醫生慢慢也沒有那麼大陣仗，到急症室一般也只戴上一個普通的外科口罩，看症之後就乾脆把白袍換掉。

　　「病人的檢測結果呈陰性！」小鳥醫生跟自己打氣，「這問題不大，不用害怕。」

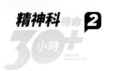

小鳥醫生敲了一敲獨立房間的門，然後徐徐地把房門拉開。

獨立房間裡是一個外籍男孩。

「你好。我是精神科今天的當值醫生。」小鳥醫生的英語還未生疏，「最近怎麼樣？」

男孩抬起頭，用流利的廣東話回答小鳥醫生的問題，「不用說英文啦，我在這裏土生土長。」

「原來如此，怪不得你的廣東話如此流利。」小鳥醫生一陣錯愕，然後立刻轉換頻道，改以廣東話對答，「根據資料，這幾天你一直住在隔離營，是你的家人受到感染了嗎？」

精神科醫生每天需要面對不同病人，有的時候，病人只懂英語或者普通話，如此的話，醫生只好改以其他語言跟病人對答。但有些外籍病人只懂得一些在香港比較罕見的語言，在這個時候，醫管局只好臨時聘請傳譯員幫忙。

眼前的病人是外籍人士，但幸好他說得一口流利的廣東話，方便跟醫生交流。只是小鳥醫生心中好奇，最近每天只有幾個新增的輸入個案，本土個案更是罕見，為什麼眼前的這個病人會被隔離？

「是這樣的，雖然我土生土長，但是我的一部分家人還在故鄉。」病人向小鳥醫生解釋，「最近我的表哥在故鄉結婚，我們舉家回去觀禮，從外地回來當然要隔離。」

小鳥醫生鬆了一口氣，畢竟病人被隔離只是因為外遊紀錄，而不是因為跟確診者有密切接觸。「原來如此。那你為什麼要出來看醫生？」

「隔離營有很多聲音，十分嘈吵。」

「原來如此。」小鳥醫生點一點頭，心想這應該是病人幻聽的症狀，「聲音出現多久了？入營之前有沒有聽過？」

「當然沒有，是入營之後才聽到。」病人一本正經地說，「入營頭一兩天沒有聲音，只是這幾天新的鄰居搬進來之後，噪音便越來越令人困擾。」

小鳥醫生皺一皺眉，開始也有一點困擾。「什麼？你是說你聽到那些噪音的時候，清楚聽見有人在說話？」

「對啊，就是我的鄰居。他們弄得我很煩，令我晚上睡不著。」病人繼續若無其事訴說自己的經歷，完全看不見小鳥醫生的驚詫。

小鳥醫生一心以為病人出現思覺失調的症狀，早已經把心一橫，準備把病人送進精神科病房。

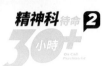

要知道小鳥醫生昨晚非常忙碌，本打算一覺睡到大天光。睡了兩三小時之後突然被傳呼，體力已經是強弩之末，還以為病人的情況相當危急，怎知病人原來只是因為隔離營的環境入院。此刻的心情真是筆墨難以形容。

「那最近還有沒有其他事情發生？有沒有什麼人對你不好？」小鳥醫生掩飾心中的怒火。即使病人聽到的聲音根本不是幻聽，也要排除病人患上其他思覺失調症狀的可能。

「沒有啊，就是隔離營的環境不好。」病人當然看不出醫生內心的翻滾，輕輕地聳一聳肩，「醫生啊，我有一個請求。」

小鳥醫生的眼睛睜大，「什麼請求？」

醫學趣談 🏴

使用非母語的語言跟病人交談，
會否影響診症服務？

小鳥醫生的大部分病人都是說廣東話，但當中也有只懂得英語或者普通話的病人。

面對這類型的病人，溝通一定沒平時的順暢。醫生的診症技巧未必需要改善，只是有時未必聽得懂病人說的話。畢竟大家生活在不同文化環境，不同語言之中的俚語、典故、比喻等也不盡相同。

曾經有個同事來自其他國家，他初來報到的時候雖然略懂廣東話，但是實在說得糟糕，病人一句也聽不明白，言語不通以致拖慢了睇病人的時間，令他每晚也要逾時工作兩三小時才可以下班。但這位醫生後來努力練習廣東話，診症所需時間大大減少，跟病人的關係也進步了很多。

現時流行講移民，專業人士彷彿較有條件移民，只是精神科醫生移民的難度比其他專科高，畢竟精神科醫生著重溝通，語言不同始終有所影響。小鳥醫生雖然也開始厭惡香港擠迫的環境，但看到來自外地的舊同事有著如此艱辛的經歷，不禁望而卻步。

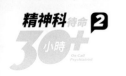

（三）
無用之用

看來病人也意識到小鳥醫生的情緒起伏，說話小聲了一點。「我想你幫我寫封信。」

「什麼信？」

「就是看看可不可以把我調到我的家人附近。現在我跟他們相隔太遠，附近又有噪音。」

「但這跟精神科好像沒有什麼關係。」小鳥醫生不再婉轉說話，可能是因為休息時間太少的關係，情緒控制比平時差。

病人依然堅持。「求求你吧醫生，看看能不能幫一幫忙。」

「這不是我們的職責所在。」小鳥醫生義正詞嚴，「你應該尋求隔離營的負責人幫忙。」

「但是……」

小鳥醫生阻止了病人繼續說下去，「我們只能處理你身體上的問題，若果你睡眠出現問題，我們可以處方一些藥物，幫助你暫時渡過難關。」

「這樣……」

　　小鳥醫生不給病人說話的機會，「我們可以給你一種藥物，這不是安眠藥，也不似安眠藥般容易令人上癮和依賴，但也有安眠作用，你想不想嘗試一下？」

　　小鳥醫生說的那種藥物，可能大家也有服用過，它其實是一種抗敏感藥。要知道初代的敏感藥有不少副作用，其中最大的副作用就是令人睏倦。隨著科技進步，新一代的敏感藥副作用越來越少，舊款的敏感藥漸漸面臨被淘汰的命運。

　　「甲之熊掌，乙之砒霜」，抗敏感藥令人睏倦的副作用，對某些病人來說卻是一種福音。要知道安眠藥容易令人產生依賴，睡醒之後也可能令人渾渾噩噩，甚至短暫影響記憶，令不少病人拒絕服用。這個時候，「無用」的舊款抗敏感藥就變得「有用」起來。

　　「可以……可以嘗試一下。」可能病人自知此路不通，沒有再要求醫生寫信。

　　「就這樣吧。回去多多休息，噪音的問題先跟負責人瞭解一下再說吧。」

　　病人點了點頭。小鳥醫生確認病人明白後，為免他繼續糾纏，立刻轉過身，瀟灑地離開急症室的獨立房間。

　　小鳥醫生回到自己的辦公室時，已經是早上 9 時。今天是星期天，但小鳥醫生沒有安排什麼活動，只想好好休息。

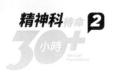

小鳥醫生把座位上的物件一件一件放回自己的背包，清理好桌面之後，鎖好辦公室的房門，然後一步一步走到醫院的小巴站。

星期天早上的醫院特別清靜，小鳥醫生平時會搭小巴到附近的地鐵站，然後慢慢步行回家。只是今天實在太累了，看到小巴站只有一兩個人在排隊，心想車應該剛走了，乘坐的士可能快一點。

走到的士站的時候，小鳥醫生的腿一軟，差點摔倒。

原來小鳥醫生在昨日吃過晚飯之後就一直沒有進食，加上只睡了兩三小時，體力開始透支。「沒有問題，很快便可以回家了。」小鳥醫生替自己打氣。

剛剛的病人因為鄰居的噪音影響到睡眠，於是到急症室看精神科。小鳥醫生的睡眠也因為工作的緣故變得很有問題。背後就是醫院的急症室，是否應該掛一掛號，讓今天精神科的當值同事看一看自己？

諮詢回覆

鑒別診斷：

對隔離設施的適應障礙

治療建議：

1. 讓病人回去好好休息

2. 處方一週分量的口服藥 promethazine （鹽酸異丙嗪）10 毫克

醫學小知識 💬

除了安眠藥之外，還有什麼其他選擇？

安眠藥和鎮靜劑雖然對治療失眠有效，但有依賴和上癮的風險。究竟有什麼其他藥物可作替代，同時避免這些風險？

剛才提過，初代的抗敏感藥可以用來助眠。抗敏感藥的而且確是一種不錯的選擇，只是它的效力不高，對於有嚴重失眠問題的病人，未必能夠成功解決問題。

不少抗抑鬱藥也可以助眠。跟抗敏感藥一樣，令人睏倦是這些抗抑鬱藥的其中一個副作用。但病人若果同時有失眠問題，抗抑鬱藥如 trazodone（曲唑酮）或者 mirtazapine（米氮平）都可以幫助睡眠。

有的時候，醫生也會處方抗思覺失調藥 quetiapine（喹硫平）。高劑量的 quetiapine 可以治療思覺失調或者躁狂抑鬱症，極低劑量的 quetiapine 卻有助眠作用。

失眠的成因有很多，使用藥物幫助睡眠可能治標不治本。以上提到的藥物是不錯的選擇，但是醫生也要尋根究底，找出病人失眠的各種成因，然後根治問題。

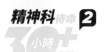
精神科 待命 **2**
30 小時 **+**
On Call
Psychiatrist

Case 8
猛龍過江

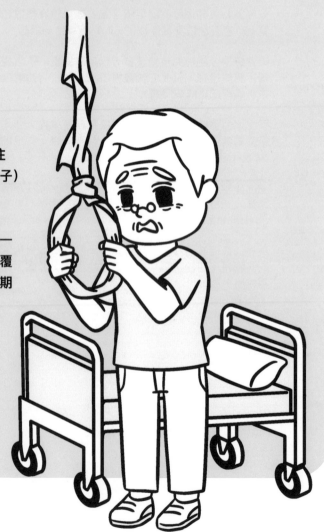

病人資料

年齡：78
職業：退休
居所：跟家人同住
　　　（兒子和孫子）

諮詢原因：
過往因為抑鬱症一
直在精神科門診覆
診，最近在住院期
間企圖自殺。

（一）
自殺要選地點？

每一個在精神科工作的醫生，在從醫的生涯當中，也總會試過發生一些不快的事情。

什麼不快事？莫過於自己一直負責的病人自殺身亡。

其他專科醫生的病人自殺，那些醫生當然不用負責任。但是精神科醫生負責照料病人的情緒，病人自殺或多或少跟他們的精神健康有關。何況醫生跟進病人已經一段日子的話，病人突然離去多少也有些內疚。

除此之外，若果精神科病人自殺，主診醫生也需要在部門會議中解釋：病人最後一次覆診在何時？那時的心理狀態如何？那時到底在吃什麼藥？有什麼沒有做好，又有什麼要做得更好？這一切一切都需要問責。

但若果病人在病房裏自殺呢？

事態當然更加嚴重。將精神病人送往精神病房，病房有責任保障病人安全，確保他們不會傷害自己或他人。在嚴密監管和治療底下，若果病人出事，醫護人員需要負上更大的責任，承受的壓力也更大。

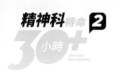

　　小鳥醫生記得有一個病人，他本是腫瘤科病房中的一名助理，有一天他發現一位病人在浴室吊頸自盡，雖然他不用為事件負上任何責任，但由於場面太過驚嚇，他事後出現創傷後壓力症候群，需要到來精神科覆診吃藥。

　　這天又是當值的一天，小鳥醫生獨個兒在辦公室吃晚飯。就在小鳥醫生咀嚼一塊白切雞的時候，腰間的傳呼機突然響起。

　　小鳥醫生把傳呼機的正面翻過來，按一按傳呼機上的按鈕，然後嘆了一聲：「好彩。」

　　小鳥醫生害怕傳呼是來自急症室的，因為根據過往經驗，急症室的傳呼多是「無事不登三寶殿」。當看見顯示屏上的文字，不禁鬆了一口氣，「原來只是病房，不是急症室。」小鳥醫生自言自語，差點把口中的白切雞噴了出來。

　　小鳥醫生拿起電話，馬上聯絡病房。「你好，我是小鳥醫生。」

　　「你好啊，小鳥醫生。」來自電話另一端的護士說道，「我們剛剛收到來自內科病房的……」

　　「什麼？」小鳥醫生不敢相信自己的耳朵，故意中斷護士的話。

護士繼續說道:「……來自內科病房的緊急諮詢。Second call 也知道這件事情,想你過去看一看病人。」

除了急症室,其他部門要向精神科作緊急諮詢,也要先跟 second call 討論。Second call 由副顧問醫生擔任,他們一般十分體諒前線醫生的工作。若果諮詢並不太過緊急,他們大多會要求取消諮詢。

小鳥醫生查看今天的更表,second call 是一向公認的好人。連這個好人也擋不住,看來這個諮詢也真的頗為緊急。

精神醫學實戰

如何確保病人在病房的安全？

把病人送進精神科病房之後，醫護人員便有責任確保病人在病房的安全。

在入院之時，若果病人有自殺或者傷害他人的風險，醫生會作出指引，要求包括護士在內的其他醫護人員比平時更嚴謹地觀察病人的一舉一動。

此等觀察可按照不同觀察範圍和嚴謹程度來進行分級。嚴密觀察（close observation, CO）主要用作監察病人有否攻擊性或逃跑行為。比嚴密觀察更加嚴謹的是高度自殺觀察（high suicidal observation），顧名思義，是用以監察病人有否自殺行為。再高一級是非常高度自殺觀察（very high suicidal observation）。

當發覺病人形跡可疑，護士會立刻進行評估，並通報醫生作更詳細檢查。若果情況嚴重，護士可能會先約束病人並給病人注射針藥，暫時穩定病人的情緒。

(二)
兩個病房的平行時空

　　小鳥醫生衝上精神科病房，見到來自內科病房的緊急諮詢文件。上面寫道：

　　「我們這裏有一個78歲男性病人，早前從我們病房轉送到康復醫院。但在康復醫院治療期間，病人突然嘗試用床單捆綁自己的頸部企圖自殺，幸好職員及時阻止。現送回我們病房作進一步治療，煩請精神科替病人作評估，並對治療計劃作出指引。」

　　小鳥醫生在精神科病房讀出這份諮詢文件。旁邊的護士雖然事忙，但也留心聆聽著小鳥醫生的自言自語。

　　「哇，這個病人也真夠嚴重，在康復醫院企圖自殺。」小鳥醫生跟身旁的護士說道。

　　「嗯。」旁邊的護士點頭，「恐怕這晚我們又要多收一個病人。」

　　「哈哈哈。」小鳥醫生笑得詭異，手指指向諮詢文件，然後在段落之中點了幾下，「這也未必。好了，我要到內科病房看這位病人。」

　　正當小鳥醫生想要踏出護士站的一剎那，另一個護士突然叫道：「小鳥醫生，吃了飯沒有？我們的外賣叫多了，吃飽後才去看病人吧。」

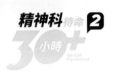

　　聽見護士的話，小鳥醫生心中不禁感到暖洋洋的，但雙手還是馬上胡亂揮了幾下。「這個⋯⋯這個⋯⋯還是不太好⋯⋯我剛剛吃了些東西，況且你看我這身形⋯⋯」

　　小鳥醫生說的是實話。隨著年齡增長，自己的身軀漸漸肥胖。從前吃放題吃自助餐也不會增磅，現在連喝杯果汁也要計算卡路里，人生真是艱難。

　　不過減肥也只是表面的理由。要知道精神科部門對其他部門有服務承諾，來自急症室的諮詢需要在 2 小時內回覆，至於來自其他病房的時限就更短，醫生需要在 1 小時內替病人作評估。

　　護士們都盯著小鳥醫生的肚子，病房洋溢著一片歡樂的氣氛。小鳥醫生尷尬地急步離開，朝著內科病房這個目的地進發。

　　小鳥醫生走進內科病房，第一件事不是面見病人，而是走進護士站。

　　「你好啊，我是精神科今天的當值醫生。」小鳥醫生向一個貌似護士長的中年女子問好，「我想請問⋯⋯」

　　護士長的手向左指了一指，小鳥醫生轉眼一看，原來是該病人的牌板。

小鳥醫生走了兩步拿起牌板翻看，原來病人諸多疾病，除了三高和腎病之外，這次入院還被發現有淋巴結核病。但見病房暫時未為任何病人作出防止空氣傳播的防護措施，病人傳播他人的風險應該不高。

小鳥醫生拿著牌板走回護士長旁邊問道：「我想問一問這個案的情況到底如何？」

小鳥醫生捧著牌板，安心等候著護士長的回覆，但只見護士長專心地做手頭上的工作。小鳥醫生見護士長沒有反應，也不好意思再出聲打擾。

病房裏的寂靜維持了數秒。在這數秒之間，小鳥醫生的心頭浮現了一堆往事。

要知道每個醫生也曾經歷實習醫生的階段，小鳥醫生當然不是例外。

小鳥醫生第一個工作的部門就是內科。對於實習醫生來說，內科其實是眾多部門之中最辛苦的。這是因為內科病人多病情重，又沒有足夠的人手。對於新手上路的小鳥醫生來說，當然是一個很大的挑戰。

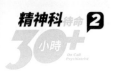

　　但在內科實習的三個月當中，小鳥醫生認識了一班很好的朋友。當中有些是實習醫生，有些是病房護士。患難中的經歷令彼此的友誼更加深刻，也讓小鳥醫生更加體會到其他醫療人員工作的辛酸。

　　「眼前的這個護士長必定也是相當忙碌。」小鳥醫生眼瞪瞪的捧著牌板，心裏為護士長辯護。

　　護士長突然轉過頭來，「你是想知道關於這個病人的情況吧？想知什麼？」

　　護士長的語調頗為急促，跟剛才的寂靜成了強烈對比。

　　「這個病人……他在病房發生了什麼事？」小鳥醫生掌出了諮詢文件，「他在康復病房自殺，對吧？交更的姑娘怎麼說？」

　　護士長把諮詢文件搶過來，然後急速掃視上面的文字，「不就是這樣說，大概就是這樣了。病人就在那裏，我們會加倍看緊他的了。」護士長把頭一轉，手指指向病房的另一個角落。

　　小鳥醫生慢慢走向該病人。只見護士長又再低頭，急匆匆地處理未完成的工作。小鳥醫生暗忖，精神科和內科真的是兩個平行時空，幸好當初畢業時選擇的是精神科。

醫學趣談

當初為什麼選擇精神科？

精神科一直是小鳥醫生的興趣之一。小鳥醫生從小喜歡閱讀心理學相關書籍，到了讀醫的時候，對課堂的內容也非常感興趣，所以精神科一直是小鳥醫生心水之選。

其實小鳥醫生當初比較喜歡外科，因為喜歡研究人體的構造，所以讀解剖學的時候也讀得津津有味。只不過實習的時候跟那個醫院的外科部門有些誤會，加上深感外科醫生之路其實頗為崎嶇，最後申請工作的時候就只填精神科了。

有沒有後悔？當然沒有。過去精神科是比較冷門的科目，沒有什麼人會選擇。但隨著科技發展，在精神科的範疇之中，有越來越多新的理論和治療方法面世。這些都令人好奇又振奮，也使越來越多成績好的人選擇精神科。

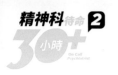

（三）
不是猛龍不過江

小鳥醫生走到病人的床邊，呼喚了一聲：「李生。」

只見眼前的伯伯眼睛閉著，可能正在休息，聽不到小鳥醫生的呼喚。

「李生！」小鳥醫生提高聲量再次呼喚。

伯伯雙眼慢慢睜開，緩緩地道：「你好啊，醫生。」

伯伯已經 78 歲了。人的聽力會隨著年紀衰退，醫生面對老年人的時候，多數都要提高音量。有時老人家的聽力損耗嚴重，醫生需要使用特別儀器增加音量才可以跟老人家準確溝通。

「現在覺得怎麼樣啊？」小鳥醫生繼續問道。

伯伯轉眼間已經恢復清醒，「很好啊，沒有什麼問題。」

「護士跟我提及，你在康復醫院那邊好像嘗試過用床單捆綁自己的頸部，對吧？」小鳥醫生單刀直入，生怕太過婉轉的話，伯伯會聽不到。

「對呀。」伯伯反應很快，看似還沒有認知障礙。

「為什麼要這樣做？有什麼不快的地方嗎？」

「醫生說我不能出院，又在說什麼什麼我沒藥可吃。」伯伯的表達能力不錯，語氣語調也不像抑鬱症病患者，「我心想，與其困在醫院，不如死了算。」

「那你現在⋯⋯」

「現在不想這個了，先把病治好吧。剛才醫生好像跟我說，原來是我聽不清楚，不是沒藥可吃，只是好像身體那個什麼什麼指數不對，要再觀察才可下藥。」

小鳥醫生鬆了一口氣。仔細詳談之下，發現伯伯沒有什麼抑鬱症狀。伯伯打算自殺，原來也是基於一場誤會。現在誤會解決掉，伯伯再次自殺的可能自然減低。

然而，自殺始終是自殺，伯伯當時不僅有自殺念頭，還曾經付諸行動。小鳥醫生還是不太放心，打算把伯伯轉送精神病房。

就在這一刻，小鳥醫生的目光不知怎的瞥向手上的諮詢文件，想起了一件事情。

小鳥醫生馬上找回剛才的那個護士長，問道：「你好你好。不好意思，又阻你一會。」小鳥醫生知道護士長工作繁忙，語氣特別有禮貌，「我想問問關於這個病人，你們的治療計劃是⋯⋯」

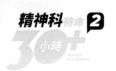

護士長這次反應很快,「治療計劃你要問他的醫生哦,病人也是剛剛上來這病房,我不是太清楚。」

「那麼他的主診醫生呢?」

「這個……」護士長的樣子好像有點難為情,「可能病人的主診醫生已經下班。」

病房又回復一片寂靜。小鳥醫生跟護士長互相對望,眼神各有各的疑惑和迷惘。就在這時,護士站角落裏的一個醫生拯救了這個尷尬的場面。

「不如讓我看看。」那個醫生拿起了小鳥醫生的牌板,然後在電腦搜尋病人的資料,「我不是他的主診醫生,只是恰好在這裏當值。」

同是天涯淪落人,大家同是當值醫生,自然會互相扶助,而小鳥醫生心中也充滿感激。

「你想問什麼問題?」內科醫生飛快地翻看著病人資料。

「就是想問你們有什麼治療計劃?」小鳥醫生趕快地答道,生怕阻礙內科醫生的時間,「這個病人有自殺風險,我們也打算把他帶到精神科病房。但我剛剛看資料,發現病人有結核病,卻未曾服用抗結核病的藥物。」

「嗯嗯。」內科當值醫生指著電腦,「這裏不是清楚說明了嗎?『暫時不用上藥。』」

「但這是五天之前哦。」小鳥醫生觀察入微，發現內科醫生手指指向的紀錄是在五天之前寫下，「五天之前他還未被轉送到康復病房。」

「這個……這個……」內科醫生繼續翻閱電腦的資料，一時三刻也找不到答案，「我不太熟悉這個案，但從這些資料去看，我想他的身體狀態可能暫時未能適應抗結核菌的藥物。」

「那就是說……」

「就是這樣吧。其他的我也不太清楚。」

「但他還是需要這藥物的，對吧？」

「嗯。」

內科醫生的答案看來不像答案，但其實小鳥醫生已經得到正確的答案。

小鳥醫生從前曾經負責過醫院的精神科諮詢服務，有實習醫生問小鳥醫生關於諮詢服務的要點，小鳥醫生如此回答：

「處理精神科諮詢，最重要的未必是病人的診斷或者治療，而是要把病人放在哪裏。若病人最需要內科的治療，你勉強接收他到精神科，只會苦了精神科的醫護人員。病人需要強制治療，勉強放入自願病房也會令病房的主診醫生吃不消。」

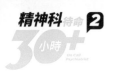

在病房自殺的伯伯雖然有自殺風險，但在此時此刻，最重要的卻是穩定身體各項機能，控制結核菌感染。暫時將伯伯放在內科病房，對病人來說也是一件好事。

處理來自各個專科的諮詢不是一件容易的事，因為醫生要從不同專科的角度去瞭解病人，比平時需要更多的知識和耐性。在自己的病房是「地頭蟲」，但到了別的專科便是「過江龍」。小鳥醫生也要加倍努力，日後要成為一條更威猛的龍。

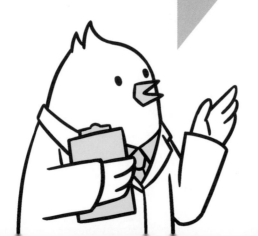

諮詢回覆

鑒別診斷：

適應障礙，需要排除抑鬱症的可能

治療建議：

1. 請繼續緊密觀察病人是否有自殺傾向

2. 請繼續替病人診治，待病人的身體情況好轉後再作出諮詢

精神醫學實戰

什麼叫做諮詢精神醫學？

諮詢精神醫學（consultation–liaison psychiatry）是精神醫學的其中一個子專科，負責處理醫院其他部門關於精神科的諮詢。

諮詢精神醫學所需要面對的病人跟一般精神科的不同，因為他們同時還有其他疾病。而這些疾病，也會跟精神疾病互相影響。

事實上，有不少精神科疾病跟內科疾病息息相關。譬如譫妄，就是因為內科疾病引起的精神錯亂所致；甲狀腺問題則會引起情緒病；而梅毒和愛滋會造成認知障礙等。

處理來自其他部門的諮詢，除了要有精神學科的知識之外，還需要具備其他專科的知識，才可以應付來自不同部門的諮詢。

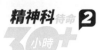

Case 9
你是網紅我是網紅

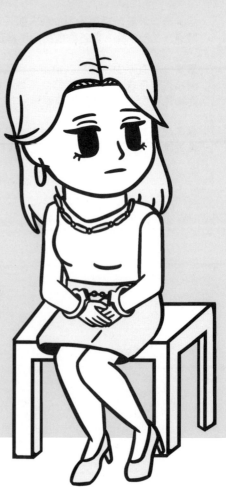

病人資料

年齡：48
職業：退休（提早）
居所：跟家人（爸爸）同住

諮詢原因：
在商場鬧事被捕，轉送醫院作
詳細檢查。

（一）
盛名之累

大家有聽過 KOL（key opinion leader）這個名詞嗎？

KOL 的意思為意見領袖，泛指活躍於各種社交媒體上的紅人。

從前沒有網紅或 KOL，要「紅」就必須依靠主流媒體吹捧。歌手要依靠電視和電台，作家要依靠報章和出版社。但隨著互聯網和社交媒體的興起，這種生態開始出現變化。

范冰冰說過一句話：「沒有想嫁入豪門，我就是豪門。」這句話正好反映現時網紅界的生態。從前做歌手要賺錢，必須唱好歌，然後找人力捧。出了名之後，自然有廣告收入。現在的網紅不用找人力捧，也未必需要唱歌，只需要在社交媒體吸引網友眼球，廣告收入自然源源不絕——「沒有想人捧，我自己就能捧自己。」

小鳥醫生有時跟舊朋友聚餐，也會被他們稱為網紅或 KOL。朋友的本意可能只是想誇獎小鳥醫生在網絡上的丁點影響力，但小鳥醫生心底裏其實更想被稱為一位作家。畢竟小鳥醫生一直以來的作品跟一般作家無異，只是換了平台，換了一種發佈方式。

醫生可以是網紅，病人一樣也可以是網紅。小鳥醫生認識不少病人，私底下在面書開設專頁，甚至著書立說，分享他們康復的過程和經歷。這樣的分享有好有不好，但對某些病人而言，也是一種表達情緒的方法。

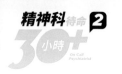

在小鳥醫生當值的這一天，在急症室遇到的病人，恰巧是一個網絡紅人。

　　　　　　　　　　━━━━━ 💬 ━━━━━

這天當值沒有什麼工作，小鳥醫生兩眼放空，呆呆地看著電腦，時間一分一秒過去。

發白日夢其實是一個不錯的休息方法，對於需要不斷寫作的人來說，有時更加是靈感的來源。小鳥醫生沒有寫作靈感的時候，喜歡到處閒逛，吸收天地靈氣。

不過在當值的時候發白日夢，可能有一點浪費時間。這一刻雖然沒有工作，但空閒的時間可以用來做其他事情，譬如看書、寫文章，又或是⋯⋯

「嗶嗶嗶⋯⋯」

小鳥醫生從白日夢中醒來。正所謂花開堪折直須折，空閒的時候不做有意義的事情，到想認真做其他事的時候，真正的工作便來了。

「你好。我是精神科小鳥醫生。」小鳥醫生回覆急症室的傳呼。

電話的另一端是急症室護士。「你好啊，小鳥醫生。我們這裏有一個諮詢。」

「嗯。」小鳥醫生剛從白日夢醒來，還未進入狀態。

「有一個48歲女人，一直在精神科覆診⋯⋯」

「什麼診斷？」

「躁狂抑鬱症。」急症室護士繼續說道，「這次她由警察帶來。」

「由警察帶來？她犯了什麼事？」小鳥醫生開始有點緊張。

「其實也沒有什麼特別事情。這個病人在該區的商場早已成名，最近多次鬧事，這次終於有人忍不住報警。」

小鳥醫生本來焦慮的心情馬上180度轉變。病人在該區商場是「知名人士」，到底是什麼原因？是她的行為、造型，還是因為她參加了選秀節目？

更加有趣的是，躁狂抑鬱症病人病發時往往會做出一些常人未必夠膽實行的行為。只是這些人未必會太過出名，因為早在行為公諸於世之前，已經被警察拘捕，然後送進醫院接受治療。究竟是什麼原因造成了這條漏網之魚的誕生？

在過往的數年，小鳥醫生一直依靠社交媒體建立知名度。眼看急症室的這個病人好像比小鳥醫生還要有名，小鳥醫生馬上穿起白袍，打開房門直奔急症室。

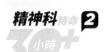

精神醫學實戰

躁狂患者發作時會有什麼行為問題？

躁狂症發作的時候，患者當然會情緒高漲，焦躁不安，容易發怒、發脾氣。這些症狀雖然會影響到病人的生活，但危險性不大。

可是有些病人在發作的時候，高漲的情緒會影響判斷力，令他們做出一些不理性的行為，最常見的就是胡亂花錢。只用自己的積蓄尚算安全，但有些人會借貸購物，甚至胡亂投資，造成嚴重的金錢損失。

也有病人自信十足，認為自己可以成功做到一些力有不逮的事情。他們可能會在毫無準備之下辭工創業，也可能會突然買機票到外國流浪。過分高估自己實力會令他們無視風險管理，大大增加這些行動的危險性。

（二）
你是網紅？

小鳥醫生跑到急症室，向急症室護士拿了病人的文件之後，便衝過去病人所在的獨立病房。

獨立病房只有一道門，沒有任何窗戶。小鳥醫生拉開房門前幻想著門後的情景，究竟這個出名的病人是何方神聖？外貌是否美若天仙，所以引人注目，還是怪異非常令人側目？

小鳥醫生慢慢拉開房門，迎面而來的不是病人，而是一個目光冷峻的女警。

仔細一看，咦，不是一個，原來是兩個。兩個女警嚴陣以待地看著小鳥醫生，手上卻拿著鐵鏈和手銬，而手銬的另一端當然是病人的雙手。

「你好。」小鳥醫生向警察們點一點頭，「我是今天精神科當值的醫生，想過來看看這位病人。」

「沒有問題。」其中一位女警回答，「就在這裏吧。」

一般人看見此情此景，一定以為眼前這個被拘留的病人犯了彌天大罪，事實上，這是警察押送求醫犯人的基本程序。

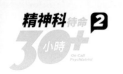

　　小鳥醫生斜眼看一看病人，只見眼前的一個中年女子神色尚算平靜，戴著手銬的雙手放在膝蓋上靜靜地坐著。只是她頸上戴著閃閃發亮的金鏈，略嫌過分耀目，看著總是覺得有點不尋常。

　　「你好。」小鳥醫生禮貌地向著病人點頭。病人雖然外表平靜，但小鳥醫生也害怕會不小心踩到她的尾巴，「我是今天精神科的當值醫生。」

　　「你好醫生。」病人保持著禮貌的舉止。

　　「我想問……」

　　病人突然向小鳥醫生定睛一看，「先不要問。醫生你叫什麼名字？為什麼我看不到你的職員證？」

　　「我姓張。」小鳥醫生馬上回答道。

　　沒什麼病人會在首次見面時如此著緊醫生的名字和職員證。病人當然可能是出於好奇，但更加常見的原因，就是這個病人的性格非常偏執。

小鳥醫生當然不怕病人知道自己的名字，畢竟自己「行得正企得正」。但病人對自己的名字如此著緊，難免害怕病人往後有可能投訴自己，當下加緊防範小心說話。

小鳥醫生繼續說道：「最近怎麼樣？為什麼會這個樣子來到急症室？」

小鳥醫生盡量使用比較中性的詞語，畢竟病人只是被逮捕，還沒有被定罪，「犯罪」、「手銬」這些字眼還是不用為妙。

病人面子得以保全，態度也開始軟化。「其實沒有什麼事。我自己也不知道發生什麼事，只是他們把小事化大了吧。」

小鳥醫生心想，要是小事就不會搞到如斯田地。不過，這些話當然只會留在心中。「一定是他們誤會了你吧？」

「當然。」病人的語調有一點急促，「其實，我只是在快餐店跟旁人吵架而已。沒什麼大不了，不知為何要把我拘捕。」

「只是跟人爭執……那有沒有做其他事情？」

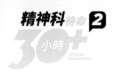

「沒有啊。到了後來我也只是拿出手機拍片錄音，保障自己的權益。」病人說著說著有一點氣憤，聲調也越來越大，「這世界真是沒有天理。」

「咦？」小鳥醫生忽然轉換話題，「你頸上的這條鏈十分特別。這麼貴重的不怕給搶了嗎？」

「這並不怎麼貴重，對我來說不算什麼。」病人雙眉一揚，「買的時候只是幾十萬，今天歡喜便戴上。」

「那麼你這天應該不會只是到快餐店吧？」小鳥醫生雙眼看著病人鮮艷的衣服，「穿著得如此漂亮，是不是有別的宴會要出席？」

「才不是。」病人聽到小鳥醫生的稱讚，越說越興奮，「出街穿得漂亮一點沒有什麼問題，對吧？況且附近街坊都認得我，自然要打扮得好一點。」

「附近的街坊都認得你？」

「對呀，幾年前有人把我的照片放在網上群組專頁。不招人妒是庸才，可能是太過出名，這次別人才會跟我起爭執吧。」

小鳥醫生睜大眼睛，「是什麼專頁？快快讓醫生看看。」

精神醫學實戰

躁狂抑鬱症的病人病發時，
外表會否跟平時不一樣？

當然會不一樣。

有些女病人平時打扮正常，到躁狂病發的時候卻會噴滿香水，即使在診症室外也會聞到。她們的妝會比平時化得濃，一般還會黏上假眼睫毛，手指甲的顏色也與別不同。

不過很多正常的女士本來就是如此，所以在醫生斷症的時候，也不能只靠一瞬間的畫面去判別病人是否躁狂發作。一般而言，醫生都會先聯絡病人家屬，瞭解病人平時的打扮和習慣，然後再作決定。

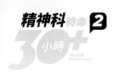

(三)
平凡是福

小鳥醫生立刻拿出手機，在病人面前搜尋病人所說的面書群組。

在病人面前使用手機其實不怎麼禮貌，一般情況下，醫生都不會這樣做。

但是躁狂抑鬱症病人一旦躁狂病發，很多都會出現思覺失調症狀。他們會出現妄想，有些會以為自己有超能力，有些則會以為自己舉世聞名。故此，小鳥醫生必須追查到底，判別病人究竟是否出現了妄想的情況。

「讓我看看……」小鳥醫生從病人口中得知專頁的名稱，在面書點進專頁之後，仔細看看專頁究竟有沒有病人所講的內容。「你的照片是在哪時被人上載上去的？為什麼找不到？」

「都幾年前啦，未必找得到了。」

幸好醫生是一個網絡作家，平時經常使用社交媒體，三扒兩撥之間便在專頁中找到病人。小鳥醫生把手機一轉，屏幕向著病人，問道：「這是你嗎？」

「是，是……」病人有點尷尬，卻又有一點興奮，「這都已經是很多年前的了，現在出街也經常有人觀望我。我有時會刻意戴上口罩，減少這些情況發生。」

　　病人相片出現的專頁有不少追蹤者，數量跟小鳥醫生的差不多，難怪病人會覺得自己在區內無人不識，那麼病人的認知應該不是妄想。

　　仔細看看病人相片下的說明，描述的內容原來也跟病人今次的事件有異曲同工之妙。那時候病人跟其他人在商場吵架，不肯忍讓。他人見病人的所作所為實在有點過分，於是便把她的樣子拍下來，放到面書專頁作為報復。

　　小鳥醫生再跟病人傾談了一會兒。病人認為自己出名，這點雖是真確不是妄想，但她也確切出現了不少躁狂病發的症狀，入院可是必須的。只是病人對自己病情的瞭解不足，怎麼也不肯入院。

　　最重要的是，病人對自己入院和被捕的原因吞吞吐吐。若只是跟人對罵，為何會被鎖上手鈕呢？中間究竟發生了什麼事？

　　「今天我們先說這麼多吧。」小鳥醫生跟病人禮貌地點一點頭，然後轉過頭跟其中一位警察說：「Madam，我們先出去說兩句話好嗎？」

　　女警把手銬交給另一位同事，然後跟小鳥醫生走出獨立病房。小鳥醫生把病房的門緊緊關上，走到病房外走廊的另一端，然後才開始跟警察對話。

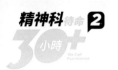

「你好。單獨叫你出來,其實是想多瞭解關於病人入院前干犯的那一宗案件。」

「原來如此。」女警點一點頭,「由於案件還在調查當中,我們只能告訴你案件涉及刑事恐嚇。」

小鳥醫生睜開了雙眼,「這就是說,病人在爭執途中恐嚇了其他人?」

「對不起,我只能說這麼多。」女警點一點頭表示歉意,「但我們也想問問醫生……」

「嗯。」小鳥醫生自然也不再追問。

「這個病人你們會如何處理?需要入院接受治療,還是可以出院讓我們繼續錄取口供?」

「這個病人出現明顯躁狂復發的症狀,加上這是一宗刑事案件,我們當然不放心讓她出院。」小鳥醫生回答道,「剛才病人拒絕入院,我們計劃強制把她送院。」

「那麼錄口供呢?」女警好像比較緊張這一點,畢竟是警察工作的一部分,「現在她這副模樣應該不用錄取口供吧?」

「當然不用,請放心。她的精神狀態並不適合。」

若果個案牽涉警方或司法系統,病人的主診醫生有時候便需要處理額外的工作,而判別病人是否適合錄取口供當然是其中一項。

醫生有時也要撰寫醫療報告，甚至為病人出庭作證，從專業角度分析病人的精神狀態與案件的關係。

處理過諮詢回覆之後，小鳥醫生離開急症室，回到自己的辦公室。處理這個案令人心力交瘁，不是因為案情複雜，而是因為小鳥醫生在整個過程中都誠惶誠恐，步步為營，生怕會得罪病人。

一屁股坐到辦公室的旋轉椅上，小鳥醫生又開始做白日夢。想起了女朋友，又想起了從前的女朋友，想著想著，思緒竟然回到剛剛的病人身上。

剛剛的病人當年被人拍照放上面書，到了今時今日可能早被遺忘掉。病人卻耿耿於懷，一直以為自己廣為街坊認識，對自己造成了無形的壓力。

多人認識自己好不好？當然好，只是我們無法控制別人對自己的印象是好是壞，因此應做好被人評頭品足的準備。見過今天這個病人之後，對「平凡是福」這四個字，小鳥醫生也有了更深的體會。

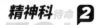
諮詢回覆

鑒別診斷：

躁狂抑鬱症，躁狂復發

治療建議：

1. 請把病人強制送往鄰近精神科刊憲病房

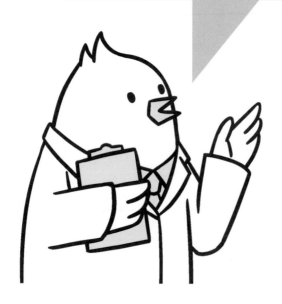

醫學小知識

躁狂的其他症狀

躁狂的症狀實在太多，前作《躁狂抑鬱對談錄》也有詳細提及，這裏也向大家介紹一下躁狂發作的常見症狀。

躁狂病發的時候，患者的情緒一般會比平時高漲，但也有些人會變得躁動不安，較容易發脾氣，情緒也較容易波動。

患者會覺得精力充沛，即使沒有充足睡眠也能量十足，有些患者甚至覺得自己沒有睡眠需要。曾經見過一個躁狂患者，在躁狂病發的時候，每天清晨 4 點便到球場打籃球，然後才到公司上班。

躁狂病發也會令人自信滿滿，往往高估自己的能力。他們說話多多，滔滔不絕，跟他們對談的時候很難插嘴。有時候因為過度自信，往往會做出一些非理性的事情，最後令自己後悔莫及。

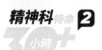

Case 10
血管裏的蟲

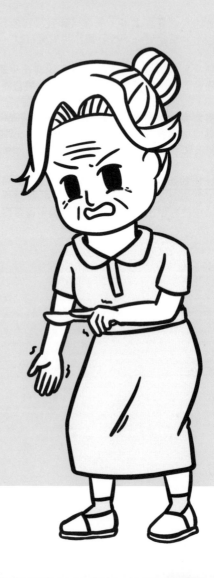

病人資料

年齡：75
職業：退休
居所：跟工人同住

諮詢原因：
病人看見幻象，而且
有自殘風險。

154

（一）
要把蟲從血管裏抓出來

這天當值的小鳥醫生十分緊張，為的不是工作或者病人，而是因為明天下午要考駕駛筆試。

小鳥醫生從小到大成績良好，因此有一種錯覺，以為自己什麼考試也十拿九穩。報讀了駕駛課程之後，一直沒有上過駕駛學校的理論課，以為只靠自修便可以應付筆試。

隨著日子一天一天過去，小鳥醫生一直也沒有提起幹勁去溫習。直至考試前一天，幸好駕駛學院有短訊提示，小鳥醫生才記得自己需要溫習。

當值一整晚然後一早去考試？這當然會影響成績。其實小鳥醫生一早在明天下午請了假去考試，不過編排當值表的時候忘記了申報假期。沒想到剛好編了今天當值，那就只好逆來順受。

「就只剩這一晚。」小鳥醫生一邊拿起一本掌心大小的問題集，一邊自言自語激勵自己要努力溫習。只可惜天意弄人。

「呸呸呸⋯⋯」

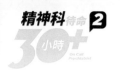

又是這個該死的傳呼機。

「你好，我是精神科小鳥醫生。」小鳥醫生放下手中的問題集，拿起電話回覆。

急症室護士從電話傳過來的聲音總是像同一個人發出的，「你好啊，小鳥醫生。我們這裏有一個緊急諮詢。」

「好的。」小鳥醫生卻在心中暗暗慨嘆：「怎樣緊急，也應該不及我的駕駛考試緊急吧。」

「我們急症室剛剛來了一個婆婆。」急症室護士當然不知道，小鳥醫生現時心急如焚，「婆婆大概 75 歲，由家中工人送來醫院的。她好像看見了幻象。」

「幻象？」小鳥醫生開始認真留神護士的簡述，「她一直有在看精神科的嗎？」

「沒有啊。幻象好像是近來才出現的。」

幻象是思覺失調的症狀之一，只不過初發的思覺失調症狀多數出現在年輕人身上。婆婆從未看過精神科，現在卻出現幻象的症狀，這也真夠奇怪。

「那……那麼，」小鳥醫生在思考的時候會帶有一點口吃，「她的幻象是怎麼樣的呢？」

「根據急症室醫生的紀錄，婆婆好像看到自己的血管裏有不同的蟲子在爬。為了把蟲子抓出來，婆婆早前曾經用刀割開自己的血管。」

「什麼？」小鳥醫生吃了一驚，「不用再說了，我馬上過來看看她。」

關於蟲子的幻象其實不太罕見，小鳥醫生從前在濫藥治療組工作，長期吸食冰毒的人也會有蟲子在身上爬行的幻象。只不過在小鳥醫生的腦海裏，婆婆用刀割自己血管的畫面實在太血淋淋。小鳥醫生放下電話，在趕到急症室之前，馬上在辦公室找了一台電腦，搜索婆婆過往的醫療紀錄，看看她究竟是何方神聖。

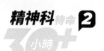

醫學小知識

跟蟲有關的精神病

蟲在我們身旁無處不在,但事實上,很多精神病都跟這種生物有關。

文中的婆婆見到幻象,看見不存在的蟲子在自己身上爬。除了幻象之外,有更多病人存在觸感幻覺(tactile hallucination)的問題,他們的身體明明乾乾淨淨,但總會感覺到有蟲子在身上爬。這種可怕的症狀,較常出現在濫用冰毒的人身上。

有一類病人,他們未必有昆蟲在身體上蠕動的感覺,也未曾看過蟲子的蹤影。出於各種原因,他們總是以為自己有病,認為有寄生蟲在自己的體內居住。即使化驗結果證明根本沒有蟲子,他們依然確信自己患病。這種情況,醫學上叫做寄生蟲妄想症(delusional parasitosis)。

一般人看到蟲子也會感到害怕和焦慮,這是正常的反應。但若果這些反應超出了正常的範圍,對人的生活造成影響,那麼患者就可能患上了特殊恐懼症(specific phobia)了。

（二）
蟲是從肝臟長出來的嗎？

　　小鳥醫生用電腦搜索病人的背景資料，看著電腦的小鳥醫生突然笑了一笑，「哈哈。」

　　原來病人雖然沒有精神科的覆診紀錄，但根據電腦資料，婆婆的肝功能一向不好，過往曾經數次因為肝性腦病變（hepatic encephalopathy）需要入院治療。

　　肝性腦病變由肝病引起。要知道肝臟負責分解身體的毒物，若果肝臟衰竭，肝臟分解毒物的功能受到影響，毒物便會在身體累積，而阿摩尼亞就是其中一種毒物。

　　如果阿摩尼亞在血液中的水平過高，腦部的功能便會降低，患者會躁動、失眠、陷入混亂，甚至會出現昏迷的症狀。故此，急症室的婆婆出現了幻象，肝性腦病變實是一大元兇。

　　至於小鳥醫生為什麼會突然笑了一笑？放心，這不是思覺失調，可能是出於發現謎團答案的興奮，也可能是出於可以先把病人送到內科病房，不用急於轉送精神科的安心。

　　小鳥醫生在電腦看著看著，發現婆婆除了有多次肝性腦病變入院的紀錄之外，這次入院的肝酵素和腎功能也有不尋常的地方。這符合了小鳥醫生的猜想。

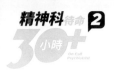

離答案越來越近的小鳥醫生，離開了電腦，推開辦公室的門，輕快地走到急症室去看那個自稱渾身都是昆蟲的婆婆。

「你好婆婆，我是精神科今天的當值醫生，請過來這邊。」小鳥醫生在急症室看到了婆婆，找了一處安靜的地方，好讓大家對談。

婆婆的工人把她慢慢推到診症的地方，「謝謝醫生。」婆婆的工人也很有禮貌。

「婆婆。」小鳥醫生把聲線提高，恐防婆婆聽不到小鳥醫生的問題，「最近怎麼樣啊？」

很多年老的精神科病人都有聽力問題，醫生在診症的時候，一般都需要提高聲量，有時還需要運用特別的咪高峰放在病人的耳朵裏，好讓病人聽得更清楚。

「沒有什麼啊，最近很好。」婆婆搖一搖頭。

小鳥醫生感到奇怪，繼續問道：「有沒有看到什麼奇怪的東西？」

「沒有啊。」婆婆又再搖一搖頭。

小鳥醫生的眉頭越來越緊。「他們跟我說，你看到自己身上爬滿了蟲，這是真的還是假的？」

「沒錯，早前是有的。」婆婆嘟了嘟嘴，「但最近比較少了。」

小鳥醫生連忙翻閱病人在急症室的牌板，發現病人來急症室之前的轉介信。原來今早婆婆看普通科門診的時候，告訴過醫生自己的症狀，普通科醫生當然馬上寫轉介信，並建議婆婆入院。

不過婆婆進了急症室之後，態度卻 180 度轉變，不承認自己有任何幻覺的症狀。小鳥醫生心想，這可能是因為她不想入院的緣故。

小鳥醫生當然還有其他方法，馬上轉過頭向婆婆的工人問道：「那你覺得她怎麼樣？你一直跟婆婆住在一起，對吧？」

幸好婆婆的工人懂得說廣東話。「婆婆……婆婆她不停弄自己的皮膚，說上面有蟲，還嘗試過用刀去割開皮膚。」

「對上一次是什麼時候？」小鳥醫生連忙點頭。

「就在三日之前。」

這一切都水落石出。沒錯，婆婆是有幻覺，也曾經因為幻覺而自殘，只是她可能不想入院，故意隱瞞自己的症狀。幸好工人也在場，不然小鳥醫生可能會就此讓病人出院。

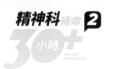

　　那麼下一步應該怎樣做？正如剛才所說，病人的情況很大可能是由肝性腦病變所引起的，小鳥醫生當然馬上撰寫諮詢回覆，建議把病人送上內科作進一步醫治。

　　過了幾天之後，故事卻有新發展。

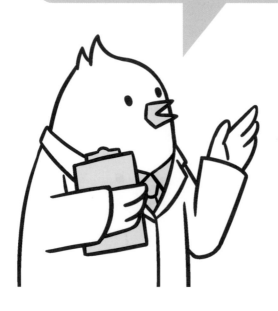

諮詢回覆

鑒別診斷：

可能是由肝性腦病變引起的譫妄

治療建議：

1.　請把病人送到內科病房作進一步醫治

醫學小知識

肝病還有什麼其他症狀？

肝臟開始出現問題，最常見的症狀就是黃疸吧。患者的肝臟不能分解多餘的膽紅素，積聚在身體裏令皮膚和眼白變黃。

除此之外，肝衰竭病人的肝臟不能夠製造足夠的蛋白質，血液缺乏蛋白質容易水腫，令肝病病人的腳踝和肚子很容易腫脹。

我們身體需要足夠的凝血蛋白去修補身體的傷口，肝衰竭的病人未能製造足夠的凝血蛋白，導致身體很容易瘀傷，甚至會有內出血的情況。肝病的人也未能製造足夠的免疫球蛋白，令身體非常容易受到細菌感染。

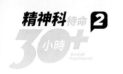

（三）

藥物才是蟲的母親

完成了婆婆這個諮詢後，整晚也再沒有其他諮詢。小鳥醫生利用僅餘的時間，溫習駕駛筆試的內容，然後好好睡一覺。

清早睡醒了還有門診，幸好晚上睡得還好，門診的服務不至於受到影響。小鳥醫生火速完成了門診的工作，離午飯尚餘少許時間，百無聊賴之際，想起了昨天當值時診症的婆婆。

小鳥醫生馬上找到了婆婆的身份證號碼，然後在門診的電腦中看到婆婆在轉送內科病房後的紀錄。「哈哈。」小鳥醫生又笑了一聲。

小鳥醫生總是自我感覺良好。昨天猜想病人精神狀態的惡化是因為肝性腦病變，今天翻看驗血紀錄，看見病人血液中阿摩尼亞的水平的確超標了。鐵證如山，小鳥醫生當初的判斷是正確的。

不過，無論做任何事情也好，太過自滿也不是好事。

正當沾沾自喜之際，小鳥醫生想起，病人進入內科病房之後，內科醫生應該也會火速再向老人精神科作出諮詢，看看他們對治療計劃有什麼意見。現在午飯時間已近，看來老人精神科的同事已經看完這個婆婆。

小鳥醫生在電腦打開老人精神科同事的諮詢回覆紀錄，才發現自己剛才確實開心得太早。

　　小鳥醫生往下繼續閱讀老人精神科同事的諮詢紀錄，內容跟自己早前寫下的大致差不多。但看到鑒別診斷和治療建議的部分，小鳥醫生卻呆了一呆。

諮詢回覆

鑒別診斷：
由肝性腦病變導致的譫妄，思覺失調症狀也可因柏金遜藥而起

治療建議：
1. 請繼續治療病人的肝性腦病變
2. 請轉介腦神經內科以調整柏金遜藥物的分量

　　病人過去一直在內科覆診。小鳥醫生昨晚可能因為準備應付考試的緣故，太過緊張，只看到病人有肝性腦病變的紀錄，卻沒有看到病人也在覆診柏金遜病，數個月前還曾經加了藥的劑量。

　　柏金遜藥有很多種，病人服用的是常見柏金遜藥之一，藥名叫 levodopa（左旋多巴）。Levodopa 吸收後會轉化成多巴胺（dopamine），適量的多巴胺可以紓緩柏金遜的症狀。

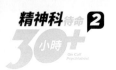

　　不過對某些病人而言，過量的多巴胺反而會產生思覺失調的症狀。婆婆數個月前加了藥的劑量，跟思覺失調症狀出現的時機吻合，除了肝性腦病變之外，這也是病人精神狀態轉壞的另一大誘因。

　　病人治好了肝臟問題之後，幻覺很大機會有所好轉。但若果柏金遜的藥物不作調整，也難保病人的幻覺不會惡化。

<hr />

　　這一點美中不足影響了小鳥醫生的心情，但幸好沒有影響小鳥醫生駕駛筆試的表現。看完門診後，小鳥醫生拖著疲憊的身軀，從港島去到九龍。那時候夏日炎炎，還未到試場已經大汗淋漓。

　　小鳥醫生在電腦完成了 20 題多項選擇題，然後匆匆趕回家睡覺休息。在回家的途中手機一震，收到了一條短訊：

　　「恭喜閣下筆試及格，本院將於三個工作天內聯絡你預約駕駛考試。你亦可於下一個工作天起致電XXXXXXXX 或親臨所屬學院預約。」

　　「這真的太好了。」小鳥醫生笑嘻嘻地望著自己的手機，看著看著，卻突然感覺到渾身發癢，好像有不少昆蟲爬在自己身上，「怎麼會這樣？是昨晚婆婆的精神病傳染到我身上麼？」

「喂喂……」小鳥醫生飛奔回到家中，急急追問剛剛睡醒的女朋友，「我身上是不是爬滿了蟲子？我看不見，但是現在渾身發癢。」

「是你整晚沒有洗澡吧。」女朋友打了一個呵欠，「咦……你現在的體味令人很難受，快點沖個涼吧，不然真的會有蟲在你身上寄居。」

醫學趣談 🗨

柏金遜藥和抗思覺失調藥

柏金遜症和思覺失調看似風馬牛不相及，事實上卻有莫大關係。

就如剛才所言，柏金遜藥物大多會增加血液中多巴胺的含量或刺激多巴胺受體，但過量的多巴胺會產生思覺失調的症狀。

反之，抗思覺失調藥大多抑制腦部中多巴胺的活動，從而控制思覺失調症狀。之不過抑制多巴胺活動的同時，即使病人本來身體健康，他們也有可能出現類似柏金遜的症狀。

若果柏金遜病和思覺失調同時出現，醫生在選擇藥物的時候必須小心為上，盡量避免會對多巴胺系統造成刺激的柏金遜藥物，以及避免抑制多巴胺系統的思覺失調藥物。

Case 11

最後一晚

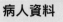

病人資料

年齡：60
職業：無業
居所：獨居

諮詢原因：
最近出現抑鬱症症狀和
自殺念頭。

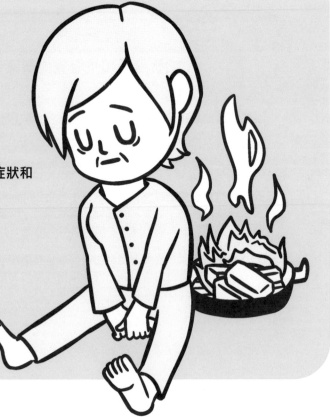

(一)

Beginner's Luck 與 Quitter's Luck

這晚又是小鳥醫生當值，也是小鳥醫生當值的最後一晚。

不知為何，這晚格外的冷清。其實辦公室跟平日沒兩樣，也是只有小鳥醫生一人。可能是小鳥醫生忙著執拾的緣故，也可能是腰間的傳呼機到了晚上 9 時還沒有響鬧的緣故，才覺有點冷清吧。

對。這沉默的傳呼機就跟最初一樣。

猶記得第一天在醫院當值的日子。那是已經遠在七八年前的事，小鳥醫生剛剛完成實習，進入精神科部門受訓。第一次單獨 on call，全醫院就得自己一個精神科醫生，心中怕得可以，卻又躊躇滿志，等待著傳呼機的響聲，等待著第一單工作。

但不知算不算 beginner's luck，那時候的第一晚竟然完全沒有來自急症室的諮詢。小鳥醫生等了又等，等了又等，始終坐在冷板櫈上。工作了數個月之後回想，那次經歷原來也是一種幸福。

這天是小鳥醫生的最後一晚，想不到跟第一晚不遑多讓，不過心態卻改變了很多。沒有工作，正好讓小鳥醫生好好執拾文件，好好執拾桌上的電腦，好好執拾從家中帶來的參考書籍，好好撰寫筆記，讓下一手醫生清楚瞭解每一個病人的故事。

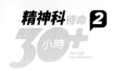

正當小鳥醫生收拾得興起的時候，原來這世上只有 beginner's luck，卻沒有 quitter's luck。

「呶呶呶……」

「精神科小鳥醫生。」

「你好啊精神科。」

「是。」小鳥醫生的聲線有點無奈。

電話的另一端當然是急症室姑娘。「我們這裏是急症室，有一個緊急諮詢想你看看。」

「是什麼事情？」小鳥醫生維持平淡的語氣。

「這裏有一個全新病人，最近情緒低落，還有自殺念頭。」

情緒低落和有自殺念頭的病人是急症室的常客，小鳥醫生年中遇見不少，絲毫沒有感到驚訝。「有沒有人陪伴她到來？」

「有啊。」急症室的護士回答道，「她的妹妹和妹夫都在陪伴著她。」

「好吧，盡快過來。」

掛斷電話後，小鳥醫生嘆了一口氣。「唉，連最後一晚也不得安寧。」

精神醫學實戰

什麼人來陪伴看診對醫生斷症有幫助嗎？

當然有。

醫生看診，要對病情準確作出判斷，除了跟病人對話之外，很多時都要跟病人的親人面談。病人的親人究竟是何人？是否跟他同住？是否跟他熟絡？這些都會影響家屬供辭的可信性。

除此之外，瞭解病人親屬的心理狀態也非常重要。要知道一隻手掌拍不響，病人情緒變壞，很多時也跟家裏環境有關。但也有些時候，病的不是病人，反而是病人的親屬。

精神醫學有一個名詞，叫做共享型精神障礙（folie à deux），意指兩個非常親密的人，其中一個出現妄想，連帶另外一個也有同樣妄想症狀。還有另一個名詞叫做代理型孟喬森症候群（Munchausen syndrome by proxy），則是形容照顧者故意誇大或捏造受照顧者的病情。

在急症室診症過後，病人的去向也是醫生要考慮的眾多問題之一。夜靜無人，若果病人孤身一人，很多時未必就這樣讓他回家；有親人陪同的話，至少可以帶他回家，不然就要留在急症室。若病人需要強制入院，親人的角色就非常重要，因為強制入院需要有家人簽名同意。

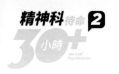

（二）

傢具全都沒有了

　　小鳥醫生來到了急症室，匆匆忙忙地找到了病人和家屬，把他們叫到了急症室，好像生怕自己收拾東西的時間會被浪費掉似的。

　　「你好。」小鳥醫生向病人點一點頭，然後對病人的妹妹和妹夫示好。

　　病人只點了一點頭，沒有怎麼作聲。

　　抑鬱症嚴重起來多是這個樣子，精神萎靡，沉默寡言，不願多跟別人傾談。

　　小鳥醫生只好繼續循循善誘。「最近怎麼樣？你的情緒好像不太好。」

　　「唉。」病人嘆了一聲，「最近的而且確發生了很多事。」

　　小鳥醫生仔細傾聽。病人最近的確壓力頗大。她的母親去年剛剛去世，自己又百病纏身，慘受腸胃病困擾。到了最近，隔壁又經常日夜裝修發出噪音，實在是四面楚歌。

　　不過問著問著，小鳥醫生還是問不到重點。病人是因為有自殺念頭才入院，那麼到底是怎樣的一回事？

正當小鳥醫生一邊問，一邊聆聽，一邊打字之際，旁邊的妹妹突然插嘴。

「你還未跟醫生說，這次到底是什麼原因過來。」

「對啊。」小鳥醫生點點頭，但仔細想想，病人剛才已經說了這麼多話，卻一直切不入正題，不如先讓妹妹和妹夫說話會比較好，「不如妹妹幫幫忙吧，這次到底是發生了什麼事？」

可能妹妹早已等待良久，馬上連珠炮發，「本來我們也不知道是怎麼的一回事。我的姐姐一直獨居，我和丈夫平常也只是每週探訪一次。」

小鳥醫生繼續在電腦記錄下來。

「今天我們如常上門，卻發現姐姐家裏的傢具全都沒有了。」病人妹妹繼續說道，「我們問了好久都問不出緣由。」

故事發展至此，小鳥醫生也大感興趣。當下停下手上的工作，聚精會神地看著病人的妹妹。

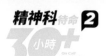

精神醫學實戰

「高風險」的自殺病人

小鳥醫生看過不少有自殺想法的病人，但未必人人最終走上自殺一途。以下是一些小鳥醫生遇過自殺風險特別高的病人種類。

有一類病人，命運之神對他們特別嚴格。隨著歲月流逝，不幸的事情接踵而來，對自己重要的人和事相繼離他們而去。他們在這世上無依無靠，最後可能只剩下一兩個寄託。如果連這些寄託都消失，死亡便離之不遠。

另一類病人，好像這個案的病人一樣，總是在扮演照顧者的角色，總是在捨己為人。但當他們發覺自己功成身退，或者刻意結束所有責任之時，危險的信號便已經響起。

還有一類人相當危險，他們就是躁狂抑鬱症的病人。情緒經常抑鬱當然難受，但未必人人會選擇自殺。但躁狂抑鬱的病人，每當他們從高漲興奮的情緒急速「降溫」至低落抑鬱，那種衝擊未必人人受得了。

最後就是思覺失調患者，若果病情控制得不好，可能會聽到聲音叫他們自殺，或者懷疑自己被迫害，無路可逃而自盡。思覺失調患者一旦復發，必須盡快就醫以控制病情。

（三）
在醫院的最後一晚

病人的妹妹往後的描述卻令人更意想不到。

病人的妹妹繼續說道：「她打算把家裏的傢具全都搬走，清理好單位，然後才安心上路。」

「安心上路？」小鳥醫生聽得不太明白。

「她這個人就是這樣子，從小到大都不想給人添麻煩。」病人的妹妹搖一搖頭，一滴眼淚卻悄悄然從左眼眶落下，「就連這一次也……」

小鳥醫生開始意會得到當中的意思。正當小鳥醫生想問得更深入的時候，旁邊的妹夫主動補充說道：「她告訴我們打算燒炭自殺，但害怕死後要勞煩我們清理單位，於是事先找人清理和清潔。單位是她名下的，她不希望單位變成『凶宅』影響樓價，所以計劃到長洲自盡，以免財產的繼承者受到影響。」

小鳥醫生只顧點頭，口裏沒有也不能多作反應。當一個人真心想要離去，著實會做出如此行為。之後小鳥醫生也沒有多說什麼，由於病人願意入院，小鳥醫生趕緊安排入院手續，希望病人先好好休息，往後再由主診醫生慢慢調藥。

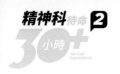

診症過後，小鳥醫生回到自己的辦公室，繼續執拾自己的行裝，寫下未寫完的筆記，為下一手交代要緊的事情。頭腦卻不斷運轉，想了想剛才的這個病人，在死之前還滿心為他人著想。

記得自己的父親曾經說過，什麼都推卸責任，錯總不在自己的人，永遠不會自殺而亡。這句話其實很有道理。剛剛的病人正好相反，從小到大什麼也為人著想，但當發現已經不再欠其他人什麼，無力支撐情緒的時候，便會走上不歸之途。

往後的時光再也沒有諮詢，腰間的傳呼機也再沒有響起。轉眼已近夜深，小鳥醫生也收拾得七七八八，連忙拿起梳洗用品，一步一步穿過醫院又長又窄的走廊，走回了醫生的休息室，睡上了在醫院當值後的最後一覺。

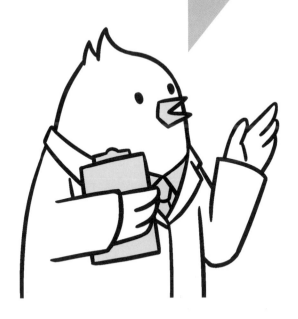

諮詢回覆

鑑別診斷：

抑鬱症

治療建議：

1. 請把病人送上精神科病房

2. 請密切監視病人可能出現的自殺行為

小鳥說——就此告別？

沒錯，小鳥醫生以後都不會 on call，但寫作之途不會間斷。

在醫學書籍方面，小鳥醫生會繼續努力，為大家宣揚關於精神醫學的資訊，尤其是「另類教科書」系列。

小鳥醫生也在嘗試寫小說，朝著小說作家之路出發。未來有機會出版的系列包括反烏托邦小說《沒有精神病的都市》，以及創業歷險小說《我 (在離開公立醫院後) 的奮鬥》。

沒有了醫管局的掣肘，小鳥醫生會接受更多不同媒體的訪問，參與更多與推廣精神健康有關的工作，希望從每方每面令更多人瞭解和認識精神醫學。

人生就是不停的待命

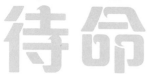

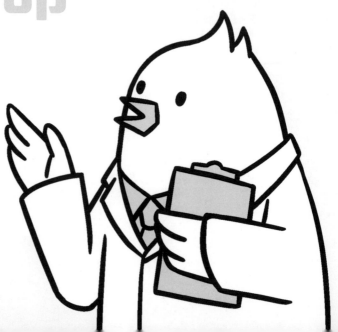

（一）
這個火坑那個火坑

「嘟嘟⋯⋯嘟嘟⋯⋯」

小鳥醫生瞇著眼睛，左手不斷往床邊的鬧鐘拍打。拍啊拍啊拍啊，兩三下後終於關掉了鬧鐘。

「嘟嘟⋯⋯」

原來還有第二次響鬧。這次有經驗了，沒多久便將鬧鐘滅聲。

「唉。」小鳥醫生打了一個呵欠，「今早又沒有病人，可以多睡一會吧。不理了。」

轉過頭，小鳥醫生一手抓到了一直陪伴在側的 Anna 貓的尾巴，繼續呼呼大睡。

新的生活不用當值不用待命，甚至不用早起床，實在需要不少時間去適應。現在已是 9 時半，若是從前的話，醫院姑娘一定急急來電。現在早起床已不是常態，自然有多點時間補眠。

「滋滋⋯⋯」

「又是什麼聲音？」

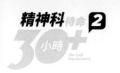

小鳥醫生來不及轉頭，膽小的 Anna 貓已經跳下床躲避，不知情的人還會以為剛剛發生地震。

「滋滋⋯⋯」

原來是小鳥醫生的手提電話，來電者正是自己診所的姑娘。

「剛剛有個新病人打來預約。」電話另一端的姑娘興奮地說，「我先替他約了 11 時，你應該趕得及過來的吧？」

人生就是這樣，以為往後不用待命不用 on call 了，怎知轉了一個環境，工作竟然比以往還要刺激。以上情景幾乎天天發生，有時候是新病人，有時候是舊病人。診所沒有其他醫生替補，所有事情都要親力親為。人生就是要不停的待命。

新環境問與答之一

問：平時大概什麼時候起床？

答：8時至8時半左右吧。有時可能會再晚一些。

問：那麼以前呢？

答：7時半左右吧。

問：哇。那麼現在工作豈非輕鬆得多？

答：才不是。現在有些時候要七八時才下班，星期六也要工作，而星期六往往是一個星期之中最辛苦的一天。

問：為什麼？

答：時間可以自由選擇，病人當然會選一些自己比較空閒的日子。

問：那麼星期日和公眾假期需要工作嗎？

答：這可不用。不過試過有次不小心把病人安排到公眾假期覆診，本打算調回其他日子，可是病人沒有空，藥也不夠，最後惟有硬著頭皮公眾假期也要回去工作。

問：這般看來，新的日子好像稍微好一點，至少不用當值待命。

答：你確定？繼續看下去吧。

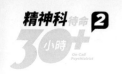

（二）
又是朋友又是病人

工作環境不同，除了工作的時間改變了之外，工作要交代的對象也不一樣。

從前要交代的只有病人、家屬和上司。現在沒有了上司，不要以為工作就此變得輕鬆。

「不好意思不好意思，我先到外面接個電話。」

這一晚，小鳥醫生和多年沒見的中學同學打邊爐，正想把剛燙熟的肥牛放進口中，口袋裏的電話震了起來。

「喂喂喂。」小鳥醫生走進了廁所，快手快腳的把門關上，「有什麼事要找我？」

電話的另一端是另一個多年沒見的好友。

「沒什麼事，沒什麼事。」一把久違了的聲音響起，「我明天上來看看你，請問有沒有時間？」

「當然有。」小鳥醫生爽快地回答，「隨時也可以來找我吧，用不著這般大陣仗。」

「不……不是這樣的。」舊朋友的聲音有點急,「是我……我自己有事,要來你的診所找你。」

什麼人也好,總會有可能遇上不同程度的情緒問題。轉換工作環境以來,試過有數名朋友就診,也有很多朋友介紹了他們的朋友來見小鳥醫生。能夠有機會幫助他們當然是小鳥醫生的榮幸,可惜壓力也是異常的大。畢竟眼前是自己的朋友,一旦出了事,自己也是雙重的心痛。

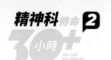

新環境問與答之二

問：你的朋友也會去看精神科？

答：當然。精神科包括很多不同的問題，除了比較嚴重的思覺失
　　調、躁狂抑鬱症等，有的時候情緒低落、失眠，甚至失戀，也
　　可以來就診。

問：失戀也可以？

答：對很多人來說，失戀也可以是一個相當大的創傷，會帶來大小
　　不同的各種情緒問題。若果處理不好讓創傷持續下去，隨時會
　　演化成抑鬱症或其他情緒疾病。

問：也就是說，除了處方藥物之外，精神科醫生也會做一般的輔導
　　工作？

答：這個嘛……每個醫生也有不同。畢竟心病還需心藥醫，藥物可
　　以幫助到一半，但另一半還是需要病人自己思想上去努力才能
　　成功。

問：那治療自己的朋友會否影響診斷的專業和中立性？

答：當中的界線要處理得相當好。診症的時候，盡量只談關於病的
　　事，平時見面時就只會談風花雪月。在兩個不同的環境要人格
　　分裂判若兩人，才不會令情緒和關係左右專業判斷。

（三）
沒有老闆還是有老闆

　　診所裏有其他醫生，各人隸屬不同專科，有心臟科、呼吸科、腸胃科、腎病科，也有內分泌科等，就連最近幾年令人相當困擾的傳染病科也有。

　　醫生之間會相互轉介病人，畢竟一個人沒可能全知全能，其他專業的知識可能略知皮毛。但若果要小鳥醫生去醫治一個心臟病病人，怕且連如何入手也不清楚。

　　「滋滋……」

　　腰間的手提電話不斷在震，這很不尋常。畢竟這大清早連姑娘都還沒有上班，而睡眼惺忪的小鳥醫生仍坐在地鐵長櫈上準備去上班，啊不是，是準備去吃早餐。

　　「你……你好。」看見來電顯示的是診所其他醫生，小鳥醫生的聲線不由自主的有點發抖。

　　「你好啊，小鳥。昨天不是轉介了一個病人給你嗎？他吃了藥之後有點不適，其後情緒有一點波動，被送往私家醫院作進一步治療。」

　　「這……」

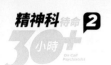

打電話來的醫生是一個很好的人，對方不但經驗豐富，還喜歡提攜後輩。見小鳥醫生初出茅廬，經常給予機會，轉介合適的病人作診治。

「也就是想問一句，你給病人開的藥物應該不會令病人情緒如此波動的吧。」

「不會⋯⋯不會。」

「這就好了，我也覺得怪怪的。畢竟私家醫院裏的醫生是這般跟病人家屬說，幸好病人家屬也明白事理。」

記得有前輩跟小鳥醫生說過，出來以後看每一個病人也要假設這次是最後一次看他們，而同僚轉介的個案更是如此。若然犯錯或者療效不彰，以後也未必再有如此機會。

新環境問與答之三

問：醫生有分專科，若果身懷不同疾病，同時去看幾個專科豈非廢時失事？

答：醫生雖然隸屬不同專科，但基本內外全科的訓練也是有的。一般小病小痛傷風感冒，就以小鳥醫生為例，自家也有藥可醫治。

問：那麼嚴重一點的疾病呢？

答：嚴重一點複雜一點的，多數都會轉介其他醫生跟進。但其實有些時候，專科與專科之間未必分得這麼細。就像大家同是內科，心臟科、呼吸科、腸胃科等，在專科培訓的時候內科醫生都有接觸過。

問：那麼心理科呢，心理科跟精神科有什麼不同？

答：這是電視劇集在這幾十年來對普羅大眾製造出來的誤解。這世上沒有心理醫生，只有心理學家。心理學家一般讀心理學本科出身，及後在臨床心理學碩士或博士課程畢業後才可正式成為臨床心理學家。而精神科醫生是讀內外全科醫學士本科，畢業後在職專科培訓至少六年，才能正式成為精神科醫生。

問：那麼診所有沒有臨床心理學家的服務？

答：暫時沒有，但醫生也有相熟的臨床心理學家、教育心理學家等拍檔，需要時可作轉介。

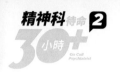

（四）
還未上班也要待命

診所裏有一部專屬手機，用來回覆來自病人的短訊。病人一般會在辦公時間以短訊查詢，診所姑娘會立刻作出回應。

那麼在辦公時間之外呢？

其實未必有很多人知道，我們只要花些許功夫便能透過程式從一部手機去監控另一部手機的短訊軟件。在辦公時間之外，小鳥醫生時不時會透過監控軟件，查看及回覆診所手機的短訊。

「你好，請醫生馬上致電。」

小鳥醫生剛剛醒來，第一件要去做的事，往往不是刷牙洗臉，而是透過手機程式查看診所的短訊，看看有什麼來自病人的急事要事。

看見短訊如此書寫，雖然好像不太有禮貌，但看來頗為緊急，於是小鳥醫生只好半裸著身子，趕快地接上電話。

「你好，我是小鳥醫生。怎麼樣？」

「醫生醫生，不好意思。」電話的另一端是昨天看過那病人熟悉的聲線，「我渾身起了紅疹，這究竟是什麼的一回事？」

「這⋯⋯」

電話又再震了兩下，原來是病人傳來了兩張相片。只見病人渾身紅疹，一看就知是敏感的症狀。

小鳥醫生當然馬上作出回應，「這紅疹起了多久？是不是食藥後才出現的？」

「應該是。就是這天早上才有。我還有一點氣喘，要不要去醫院？」

「有沒有其他症狀？氣喘嚴重不嚴重？」

「不嚴重，只是有一點這樣的感覺，也沒有其他症狀。這究竟發生了什麼事？」

從表面證供上看，病人當然是藥物敏感，罪魁禍首也應當是小鳥醫生的藥物。這其實無可避免，雖然敏感機率一般不高，但總會有一兩次出現在自己的病人身上。病人的敏感症狀未算相當嚴重，不過醫生必須要確定病人是因服食哪一種藥物出現過敏反應，往後才可作出調整。

「你快快過來診所吧，我再跟你看一看。」

小鳥醫生當然記得刷牙梳洗，不過這天，醫生不再乘搭公共交通工具，出門口截了部的士，火速回到工作的地方看急診。

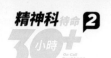

新環境問與答之四

問：照你這樣的意思，病人豈不是 24 小時也能夠接觸你們？

答：病人可以發短訊，但我們未必會時常去查看。尤其在假期時候，每天可能只會查看兩三次。

問：那是不是什麼事情也可以找你們？例如短訊上的心理諮詢。

答：簡單的問題我們會回覆。但複雜一點的，還是當面傾談會比較理想。病人一般也不會隨便找我們，所以這點不用太過擔心。

問：那麼，精神科藥物很容易造成敏感的嗎？上面那個例子好像很嚴重似的。

答：其實任何物質，包括藥物，也有可能造成敏感。精神科藥物造成敏感實屬少見，但有些藥物例如情緒穩定劑拉莫三嗪 (lamotrigine)，就有較大的可能性造成敏感。

問：那麼上述那個案例你如何去醫治？

答：上述案例的敏感症狀未算太過嚴重，但必須跟病人仔細詳談，收窄造成敏感的元兇範圍，然後著病人好好休息，立刻停服有關藥物，還要處方抗敏感藥物，幫助病人紓緩症狀。

問：過敏情況嚴重怎麼辦呢？

答：嚴重的話當然要上醫院。敏感可大可小，氣管收窄緊縮有可能造成生命危險，需要立刻處方針藥緩解症狀。

（五）
一邊看病一邊 On Call

其實不只是在平時，在看症的時候也會收到 call。

看病的時候，手提電話總會放在一旁，轉換成震機模式，為的就是不要影響診症。畢竟病人進來後時間就是屬於病人的，用屬於病人的時間去跟其他人說話也是不禮貌的行為。

不過這次響起的，卻是座枱上的電話。

座枱上的電話號碼並不公開，一般人不會冒昧打來，來電的多數是診所其他的電話透過內線接通。而眼前這個不合時宜的響號，「疑兇」當然是小鳥醫生的診所助理。

「不好意思不好意思。」小鳥醫生正在診症，在拿起電話之前，當然要向眼前的病人交代。

「喂？」小鳥醫生的聲線有點不耐煩。

「醫生醫生，不好意思。」姑娘也自知有點不合時宜，「有非常緊急的事情。」

「什麼事？」

「沒什麼。剛剛明叔打來，想問些要緊事情。」

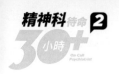

「那可以待會才問啊。」小鳥醫生的語氣有點憤怒。

「我知道⋯⋯我知道。」姑娘的聲音越發畏懼，「但是他說剛剛在地鐵站出現驚恐症狀，現在不知如何是好，想問問我們該怎樣處理⋯⋯」

在醫生角度上看，驚恐症病發可能沒有什麼大不了。但每一個驚恐病發的病人，事實上都相當慌張，病發時恐怕自己的症狀會否源於其他疾病，甚至會否死亡。

「非常的不好意思。」小鳥醫生轉過頭來，再次向眼前的病人交代，然後立刻匆匆的向姑娘說了幾句，好讓她拯救驚恐症發作的病人脫離苦海。

新環境問與答之五

問：那麼診症的時候，雖然手機放在一旁，但如果真的有人來電而你又看到的話，你又會否去接？

答：一般不會接聽，但其實也會八卦的瞄一瞄看看是誰。不過這習慣其實不好，萬一來電者是比較重要的人，心中便會不斷猜測來電者的用意，影響診症時的專注力和質素。

問：那麼為什麼你又會接聽診所助理的電話？

答：這可是預先設計好的。姑娘不會隨便來電，來電必為急事，並只會撥號座枱電話，不會直接致電手機。

問：那麼上述的驚恐症案例，你又會如何處理？

答：一般驚恐症的病人，就診之後我們會給他幾粒鎮靜劑，著他放在衫袋褲袋備用。一旦驚恐病發，至少有藥旁身，急速紓緩驚恐症症狀。不過，不少病人到了緊急關頭，還是會忘記自己有這一項法寶。

問：除了藥物之外的方法呢？

答：也有試過一次，醫生沒有在看病，於是立刻叫姑娘把電話轉接到醫生的房間，即時作一個簡短的諮詢，提醒病人放鬆自己的不同法門，紓緩病人緊張焦慮的情緒。

後記

　　此書完成之時，小鳥醫生仍然任職於公立醫院，當時尚未有
離開的念頭，沒想過現時書本問世，小鳥醫生已成了私人執業的精
神科專科醫生；書中提及的女朋友，緣分亦已走到了盡頭。事過境
遷，有時回想在公立醫院工作的點點滴滴，真的百般滋味在心頭。

　　《精神科待命 30 小時 +(2)》記錄了小鳥醫生在公立醫院當值
時曾遇到的各種人和事，往後無法重演，更顯彌足珍貴。希望大家
讀著此書，不但對精神健康多了認識，亦感受到小鳥醫生不同階段
的工作歷程。

小鳥醫生
2023 年 6 月